До-Ин

D1663285

Tao Yin

Exercises
for
Revitalization
Health
and
Longevity

Mantak Chia

Edited by

Dennis Huntington

Lee Holden

До-Ин

Упражнения для восстановления здоровья и достижения долголетия

Мантэк Чиа

«СОФИЯ»
2000

Редакция
   И. Старых
Обложка
   О. Куклина

Мантэк Чиа. До-Ин.
Упражнения для восстановления здоровья и достижения долголетия.
Пер. с англ. Н. Шпет. — К.: «София», 2000. — 240 с.

ISBN 5–220–00349–6

Упражнения, приведенные в этой книге, принесли пользу тысячам людей во всем мире. До-Ин необходимо всем, кто хочет добиться максимальной работоспособности, хорошего здоровья и подтянутости, и, пожалуй, единственное эффективное средство, которое позволяет ощутить единство тела, ума и духа. Какой бы ни была ваша цель, До-Ин поможет вам прибыть на место назначения.

Развивая силу, вы будете культивировать грациозность. Ваш позвоночник станет более гибким, а в сухожилия и поясничные мышцы вселится сила упругости. Под действием тонкой внутренней алхимии проснется мудрость вашего тела. Вы избавитесь от блокировок своих врожденных жизненных сил, приведете в исправное состояние позвоночник и освежите тело, открыв течение *Ци* по меридианам. Вы сможете обнаружить и развить свой *Второй мозг*, который находится в брюшной полости, и приобретете способность соединяться с дарящей жизнь силой Вселенной.

Наиболее важный принцип До-Ин состоит в получении удовольствия. Назначение этих упражнений — делать жизнь более радостной. Занимаясь До-Ин, улыбайтесь. Улыбка создает ощущение свободы и расслабления в теле и в уме. Веселитесь, создавая прекрасное и сильное тело.

ISBN 5–220–00349–6

Откройте и используйте Второй Мозг. Настройте и настройтесь на свой био-электромагнитный генератор. Используйте мягкую силу своей внутренней улыбки. Испытайте восхитительный «ян-массаж клеток» или совершенное утонченное инь-состояние внутреннего «эмбрионального дыхания». Наслаждайтесь чистой жизненной силой, внутренним миром и покоем и крепким здоровьем.

Занимайтесь До-Ин

Мастер Чиа рисует новые перспективы достижения соответствия ума и тела — перспективы, одинаково привлекательные как для начинающих, так и для искушенных.

Эд Верн, четырехкратный олимпийский чемпион.
Владелец клуба в Лос-Гатосе

Я без колебаний рекомендую книгу Мастера Мантэка Чиа «До-Ин». Она учит мягкой, но могучей системе, пригодной как для поддержания здоровья, так и для помощи больным в процессе лечения.

Эндрю Джэн,
д-р медицины (Австралия)

Мастер Мантэк Чиа внес в эту замечательную книгу мудрость и опыт. Эти техники помогут вам избавиться от стресса и хорошо прожить жизнь.

Роб Шнайдер, актер

Если вам нравится йога, вы полюбите и До-Ин. Это поистине искусство внутренней энергии и силы. Очень обдуманная и информативная система... это путь к глубокой релаксации и развитию внимательности в движении.

Клэр Даэб,
профессор в Сэттон-Холле, преподаватель йоги

Впервые автору удалось сделать центром внимания подлинную душу костно-мышечной системы: сухожилия, поясничные мышцы и способ дыхания. Описывая систему До-Ин, известный даосский Учитель предлагает высокоэффективные консервативные методы всем тем, кто по-настоящему интересуется сохранением здоровья — а также врачам, которые лечат костно-мышечные заболевания. Очень рекомендую!

Ганс Леонарди, д-р медицины (Германия),
лектор и член совета Международного общества
врачей традиционной китайской медицины (SMS)

ОГЛАВЛЕНИЕ

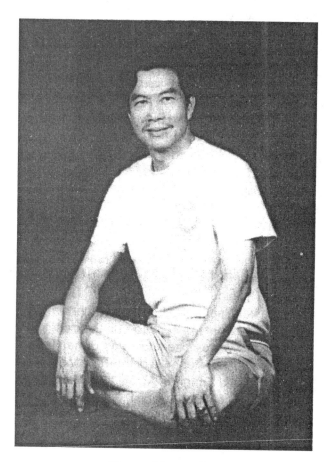

Мастер Мантэк Чиа

Об авторе

Мастер Мантэк Чиа

Мастер Мантэк Чиа является создателем Международной системы *Исцеляющего Дао*, а также директором Международного курорта и Центра обучения «Сад Дао» *(International Healing Tao and Tao Garden Health Resort and Training Center)*, который находится в прекрасном месте на севере Таиланда. Даосский подход к жизни был знаком ему с детства. Владение древними знаниями, подкрепленное изучением других дисциплин, позволило Мастеру Чиа создать Международную систему *Исцеляющего Дао*, которая в настоящее время преподается во всем мире.

Мантэк Чиа родился в китайской семье в Таиланде в 1944 году. Ему было шесть лет, когда буддийский монах научил его «останавливать свой ум». Учась в средней школе, он впервые познакомился с традиционным тайским боксом. Вслед за этим мастер Лу обучил его *Тайцзи-цюаню*, а вскоре познакомил с айкидо, йогой и более высокими уровнями *Тайцзи*.

Через несколько лет, уже будучи гонконгским студентом, весьма преуспевающим как в учебе, так и в спортивных состязаниях, он знакомится со своим первым учителем и Мастером Дао, И Эном*. С этого дня Мастер Чиа начинает всерьез изучать даосский способ жизни. Он учится управлять циркуляцией энергии по *Микрокосмической Орбите* и, используя практику *Слияния Пяти Стихий*, открывать *Шесть Особых Каналов*. Затем, приступив к изучению Внутренней Алхимии, он изучает «Просветление Кань и Ли», «Запечатывание Пяти Чувств», «Соитие Неба и Земли» и «Воссоединение Неба и Человека». С благословения Мастера И Эна Мастер Чиа встал на путь преподавания и исцеления.

В двадцать с небольшим Мантэк Чиа отправляется в Сингапур, где Мастер Мюги учит его даосской йоге, Кундалини-йоге и даосскому целительскому искусству *Ладони Будды*. Вскоре он уже умел избавляться от блокировок в собственном теле, мешающих течению энергии. Он также научился передавать энергию жизненной силы через свои руки и лечить пациентов Мастера Мюги.

---

*　В другом произношении — И Юнь.

После этого, вернувшись в Таиланд, Мастер Чиа под руководством доктора Муи Имваттаны осваивает древнюю технику *Ци Нэйцзан* (массаж внутренних органов).

Затем он занимается с Мастером Чэн Яолунем, который обучает его шаолиньскому методу развития Внутренней Силы. Кроме того, Мастер Яолунь научил его хранившимся в глубокой тайне упражнениям для внутренних органов, желез внутренней секреции и костного мозга, известным под названием *Нейгун Костного Мозга*, а также системе упражнений, носившей название «Укрепление и Обновление Сухожилий». Система Мастера Чэн Яолуня сочетала в себе черты тайского бокса и *Кунфу*. Одновременно Мастер Чиа занимался с Мастером Пань Ю, чья система сочетала даосские, буддийские и дзэнские учения. У Мастера Пань Ю он научился искусству обмена энергиями Инь и Ян между мужчиной и женщиной, а также практике развития «*Стального тела*».

Чтобы лучше понять энергетические механизмы исцеления, Мастер Чиа в течение двух лет изучал западную анатомию и медицину. Во время своих занятий он работал менеджером в *Gestetner Company*, которая производила оборудование для офисов, и смог хорошо ознакомиться с технологией офсетной печати и копировальными машинами.

Используя свои знания даосизма и других дисциплин, Мастер Чиа начал преподавать систему *Исцеляющего Дао*. Обучив ряд инструкторов, он организовал Центр естественного исцеления в Таиланде. Пять лет спустя он решил переехать в Нью-Йорк, где в 1979 году открыл Центр *Исцеляющего Дао*. Живя в Америке, Мастер Чиа вместе с Эдвардом И продолжал изучать стиль *У тайцзи-цюаня*.

С тех пор Мастер Чиа обучил своим техникам тысячи учеников по всему миру, у него прошли курс и получили сертификаты более 900 инструкторов и практикующих из самых разных стран. Множество центров *Исцеляющего Дао* и институтов *Ци Нэйцзан* открыто в Северной Америке, Европе, Азии и Австралии.

В 1994 году Мастер Чиа вернулся в Таиланд, где начал работать над созданием в Чиангмае «Сада Дао», Международного учебного центра *Исцеляющего Дао*.

Мастер Чиа — сердечный, дружелюбный человек, всегда готовый прийти на помощь. В себе он видит в первую очередь учителя. Он сам преподает систему *Исцеляющего Дао*, обучая ее практическому использованию. В то же время он постоянно расширяет свои знания и подход к ведению занятий.

Им уже написаны и опубликованы двенадцать книг по *Исцеляющему Дао*:

в 1983 г. — «Пробуждение исцеляющей энергии Дао»,

в 1984 г. — «Совершенствование мужской сексуальной энергии»,

в 1985 г. — «Трансформация стресса в жизненную энергию»,

в 1986 г. — «Ци-самомассаж. Даосский путь омоложения» и

«Цигун "Железная рубашка"»,

в 1987 г. — «Совершенствование женской сексуальной энергии»,

в 1989 г. — «Нейгун — искусство омоложения организма»,

в 1990 г. — «Слияние пяти стихий» и

«Ци Нэйцзан. Массаж внутренних органов»,

в 1993 г. — «Дао — пробуждение света».

В 1996 году он написал книгу в соавторстве с Хуан Ли — «Внутренняя структура Тайцзи»

и в соавторстве с Дугласом Абрамсом Аравой — «Сексуальные секреты, которые следует знать каждому мужчине» *(Multi-Orgasmic Man)**.

По оценкам Мастера Чиа, для освещения всей системы *Международного Исцеляющего Дао* нужно написать тридцать пять книг. На Международном конгрессе китайской медицины и Цигун, проходившем в июне 1990 года в Сан-Франциско, Мастеру Чиа присвоили звание «Мастер Цигун года». Он был первым, кто получил этот ныне ежегодно присуждаемый почетный титул.

---

* Все эти книги, кроме первой, были опубликованы издательством «София», Киев, в 1995—97 гг.

Благодарности

Персонал *IHT Publication*, принимавший участие в подготовке и издании «До-Ин», приносит благодарность многим поколениям даосских мастеров, которые сумели донести до нас свои знания, тысячелетиями передавая их из уст в уста. Особенно мы благодарны даосскому Мастеру И Эну за его открытость в передаче формул даосской *Внутренней Алхимии*.

Мы навсегда сохранили признательность нашим родителям и учителям за их бесценные дары. Память о них вносит радость в нашу непрерывную работу по представлению Международной системы *Исцеляющего Дао*.

Первый черновой вариант рукописи (1997 г.): редактор Ли Холден.

Мы хотим выразить особую благодарность Ли Холдену за его труд по подбору материалов для первого чернового варианта рукописи «До-Ин».

Мы выражаем благодарность Ли Холдену и Чери Саншайн за их вклад в рукопись. Мы также благодарим Гордона Фолкнера за его вклад в краткую историческую справку.

Мы выражаем признание *Sage Design* за проект книги и за оригинальный вклад в проект обложки для первого варианта рукописи.

Спасибо Энди Синнуа, Аннет Дерксен, Дэвиду Шену, Лайзе Холден, Киму Уорсенкрофту и Карен Холден за их помощь в подготовке, редактировании и чтении корректуры первого варианта.

Спасибо Феликсу Сенну за предоставленную им возможность воспользоваться его специальными знаниями (как инструктора До-Ин и профессионала по подготовке) в процессе перевода практики на язык книги.

Огромное спасибо Джиму Вольфу за его основательное знакомство с первым черновым вариантом и за множество проницательных наблюдений, которые показали необходимость внесения в рукопись некоторых исправлений.

Окончательный вариант рукописи (1998—99 гг.): главный редактор Дэннис Хантингток.

Мы выражаем глубокую признательность Мастеру Чиа за предоставление новой информации и прозрений, явившихся результатом его нового опыта со снятием электроэнцефалограммы. Новейшие данные Мастера Чиа, основанные на сопоставлении собственного опыта с полученными в медицинском научном обществе результатами современных исследований абдоминального «Второго мозга» и сердечного «Третьего мозга», позволяют практикующим поднять свою практику на новый уровень понимания.

Спасибо Мастеру Чиа за введение дополнительных упражнений и медитации для развития общей чувствительности и силы и повышения эффективности практики До-Ин. Спасибо также за 166 фотоиллюстраций (заменивших рисунки пером), что позволило внести дополнительную ясность в окончательную рукопись.

Мы благодарны Мастеру Чиа за то, что он, кроме неоднократного личного участия в совершенствовании окончательного варианта книги «До-Ин», разработал обложку новой книги и наблюдал за ее оформлением.

Мы благодарим Роя Малхоллэнда за предоставление информации по меридианам *Ци* и за возможность ее использования при описании приведенных в книге упражнений.

Мы искренне признательны за прекрасные рисованные иллюстрации, предоставленные Лука Ламаи: «Дао, *Ци*, человек, природа и Вселенная»; «Второй мозг», «Золотая река и долина». Мы также благодарим Удона Джанди за его рисунок «Фантастический ландшафт *Медитации Лотоса*», а также за множество графических иллюстраций. Спасибо Гадрену Могмэнну за фотографию Мастера Чиа и за ряд фотоиллюстраций.

Особые благодарности мы приносим живущему при «Саде Дао» инструктору До-Ин Колину Кэмпбеллу за его добровольный неоценимый вклад в проверку текста инструкций по До-Ин. Кроме того, мы признательны ему за большое количество убедительных пояснительных описаний, связанных с названиями упражнений. Это может помочь читателю настроиться на дух многих упражнений. Мы также благодарим постоянного инструктора До-Ин Вальтера Келленбергера за его советы при проверке деталей упражнений.

Особую благодарность мы хотим выразить Деннису Хантингтону за его усилия в координации и включении всех новых материалов в окончательный вариант рукописи. Мы также выражаем ему свою признательность за обширный вклад в рукопись: написание новых разделов (например, гл.11, «Инь-медитация»), переработку более ранних версий, значительное дополнение некоторых разделов (например, раздела «Любовный ритуал кобры») и редактирование подписей к рисункам. Спасибо также за цветную фотографию белой кобры Коби.

Наконец, мы хотим поблагодарить наших дипломированных инструкторов, учеников и спонсоров по всему миру за их постоянный вклад в систему и за сохранение жизнеспособности практик *Международного Исцеляющего Дао*.

Слова предостережения

Описанные в этой книге практики уже сотни лет успешно используются даосами, получавшими инструкции лично от учителя. Читателю не следует приступать к практике без инструктора *Международного Исцеляющего Дао*, поскольку некоторые из этих упражнений, если выполнять их неправильно, могут привести к травме или вызвать проблемы со здоровьем. Книга задумана как дополнение к индивидуальному обучению в центре *Международного Исцеляющего Дао* и должна служить справочным пособием по этим практикам. Всякий, кто отважится приступить к ним только на основании этой книги, действует на свой страх и риск.

Описанные здесь практики НЕ предназначены для того, чтобы заменить профессиональную медицинскую помощь. Если кто-то из читателей страдает психическими или эмоциональными расстройствами, ему необходимо проконсультироваться с врачом-профессионалом. От подобных проблем необходимо избавиться прежде, чем вы приступите к занятиям.

Ни центр *Международного Исцеляющего Дао*, ни его персонал и инструкторы не могут нести ответственность за последствия применения любых практик или неправильного использования информации, содержащейся в этой книге. Если читатель начнет выполнять какое бы то ни было упражнение и при этом не будет строго следовать инструкциям, замечаниям и предупреждениям, ответственность за все последствия ложится только на него.

Введение

УТОНЧЕННОЕ МОГУЩЕСТВО
Уравновешенная сила, гибкость, внутренняя энергия

Ли Холден

Я был поражен утонченным могуществом До-Ин. Несмотря на простоту внешних движений, До-Ин, как никакие другие упражнения, создает внутреннюю энергию и силу. Пятнадцать лет посвятив спорту, я считал, что знаю, как развить подготовленное и здоровое тело. Занятия с Мастером Мантэком Чиа полностью изменили мое представление о подготовленности.

По сравнению с древней даосской системой До-Ин, западное представление о «приобретении формы» находится в зачаточном состоянии. На Западе упражнения предназначены для того, чтобы развлечь нас; когда мы работаем над своим телом, наш ум занят чем-то другим. Мы отправляемся в классы аэробики, где звучит оглушающая музыка, приводящая тело в изнеможение. Включив телевизор, мы садимся на велотренажер и, глядя на слепящий глаза экран, крутим педали. Конечно, в таких упражнениях нет ничего плохого, они тоже приносят пользу. И все же мы не должны забывать о том, что фитнес предполагает сбалансированность.

Подход системы До-Ин полностью отличается от западного. Это удивительно утонченная разновидность упражнений, которые связывают ум с телом, направляя внимание внутрь, а не наружу. Здесь, на Западе, мы обычно представляем себе подготовленность как развитие мышечной и сердечно-сосудистой системы. Это очень важная ее часть, но, как учит нас древняя китайская система До-Ин, это лишь небольшая часть полной оздоровительной программы. Обязательная задача До-Ин — достижение равновесия: сочетание силы, гибкости и внутренней энергии. До-Ин — это медитация в движении, объединяющая тело, ум и дух. Это искусство движения, когда внимательность и энергия позволяют вам ощутить себя целиком «здесь» и «сейчас». Благодаря этому ощущению внутренней целостности автоматически раскрывается единство между природой, Вселенной и самим собой.

Занятия До-Ин открыли мне недостаточность внутренней энергии в моем теле. Когда Мастер Чиа впервые показал мне эти простые упражнения, я испытал что-то вроде шока. После всех этих лет спортивных соревнований и занятий легкой атлетикой казалось невероятным, что я так и не научился объединять движения своего тела. Упражнения казались настолько простыми и легкими, и, несмотря на это, я был неспособен выполнять их правильно. Однако благодаря настойчивости и практике я наконец постиг сущность До-Ин. За каких-то несколько недель мое тело начало претерпевать глубокие изменения. У меня появилось больше энергии, я стал чувствовать себя намного более гибким и сильным.

Упражнения, приведенные в этой книге, принесли пользу тысячам людей во всем мире. До-Ин необходимо всем, кто хочет добиться максимальной работоспособности, хорошего здоровья и подтянутости. До-Ин, пожалуй, единственное эффективное средство, которое позволяет ощутить единство тела, ума и духа. Оно обеспечивает мощную основу для хорошей подготовки к занятиям спортом, грациозности и медитации. Какой бы ни была ваша цель, До-Ин поможет вам прибыть на место назначения.

*****

Ли Холден является «директором хорошего здоровья» в известном калифорнийском клубе спортивной подготовки, Спортивном клубе в Лос-Гатосе, где он ведет классы подготовки ума/тела. С самого детства он активно занимается спортом: ему было двенадцать лет, когда его отобрали для участия в калифорнийской юношеской футбольной команде, с которой он ездил в Европу. В старших классах школы он был защитником и принимающим школьной футбольной команды и занимался бегом. Он принимал участие в соревнованиях по футболу уровня 1А в Калифорнийском университете в Беркли, где изучал психологию и получил степень бакалавра. С 1992 года Ли Холден является дипломированным инструктором Исцеляющего Дао и преподавателем Ци Нэйцзан, а недавно получил сертификат старшего инструктора Исцеляющего Дао.

Предисловие

Поэзия движений

Деннис Хантингтон

Было бы хорошо, если бы вы, изучая инструкции и выполняя эти упражнения До-Ин, сохраняли ощущение их поэтичности. Развивая силу, вы будете культивировать грациозность. Ваш позвоночник станет более гибким, а в сухожилия и поясничные мышцы вселится сила упругости. Под действием здоровой активизации тонкой внутренней алхимии проснется мудрость вашего тела. Вы избавитесь от блокировок своих врожденных жизненных сил, приведете в исправное состояние позвоночник и освежите тело, открыв течение *Ци* по меридианам. Вы сможете обнаружить и развить свой *Второй мозг*, который находится в брюшной полости, и приобретете способность соединяться с дарящей жизнь силой Вселенной. Говоря словами Мастера Чиа, «это так легко, вы просто должны улыбаться!».

Улыбка — ключ к расслаблению. Расслабление — ключ к внутренней силе. Расслабляясь и посылая улыбку в свою брюшную полость, вы активизируете абдоминальную *Ци*. И одновременно, чтобы координировать и направлять то, что происходит в вашем теле, вы начинаете развивать ощущение и осознание мозга в брюшной полости. Выполняйте упражнения, сохраняя полное осознание и восприимчивость — это подвижная медитация. Польза будет огромной. Многие упражнения включают обучение новым схемам движений и структурной слаженности. Вначале это требует терпения и сознательного внимания к деталям, но в итоге оказывается приятным и забавным.

Это первая из книг Мастера Чиа, где он определяет *«Второй мозг»* в нижнем *Даньтяне* (брюшной полости). Это своевременное открытие явилось результатом его недавнего участия в исследовательском проекте по установлению биологической обратной связи, одновременно с использованием данных других современных научных исследований. Тысячелетиями даосы тренировали свои *Даньтяни*. Однако большинство людей Запада, изучающих Дао, в основном имеют лишь поверхностное представление о практическом значении этой тренировки. Целенаправленная тренировка *Второго мозга* в *Даньтяне* — краеугольный камень всех практик, которым обучает Мастер Чиа. Это совсем не сложно. «Это так легко! Вы просто должны улыбаться. Вот и все!»

В процессе освоения различных упражнений вы также научитесь тренировать и развивать свою *И*, силу ума-глаз-сердца. Когда вы научитесь приводить в надлежащее состояние свой позвоночник и имеющие первостепенное значение поясничные мышцы, вы научитесь также объединять в этом процессе тонкую силу дыхания и ума. Осваивая следующие упражнения, вы научитесь координировать сеть круговых мышц всего тела. Когда эти мышцы *Ци* пульсируют в гармонии с поясничными мышцами и позвоночником, все тело наполняется приятным ощущением *Ци*. Яснее становится ощущение физических и энергетических основ *И*.

Часть I, главы 1—5, содержит информацию и разъяснения, связанные с различными аспектами До-Ин. Упражнения разбиты на комплексы и описываются в части II (главы 6—10). У каждого упражнения свой смысл. Кроме того, комбинируя навыки, приобретенные в результате выполнения нескольких упражнений, можно успешно осуществлять более сложную последовательность движений и развитие внутренних сил. Очень важно выполнять каждое упражнение правильно и в духе, описанном в инструкциях. Большинство упражнений просты, и механику их движений ухватить легко. Добавьте немного воображения. Откройте и имитируйте дух, скрытый в их названиях, заимствованных у животных или явлений природы. Почувствуйте в упражнениях поэзию движений. Соединитесь со всеми уровнями этого опыта.

При выполнении первого комплекса упражнений вы начинаете дышать сознательно, вдыхая свет, чтобы во время отдыха между упражнениями избавиться от напряжений и токсинов и направить энергию в усталые и слабые области своего тела. Вы учитесь направлять тонкое дыхание *Ци* по всему телу. Сознательное дыхание углубляет действие упражнений. Приводя в порядок и переобучая свой позвоночник и поясничные мышцы, вы координируете спокойное, равномерное брюшное дыхание с движением. Кроме того, вы изучите упражнения, дыхательные и медитативные практики, предназначенные для уравновешивания и гармонизации горячей и холодной энергии в теле.

К тому времени, когда вы дойдете до ряда упражнений «Любовного ритуала кобры», описанных в восьмой главе, вы уже будет достаточно подготовлены, чтобы объединить свое умение для достижения более глубоких переживаний в царстве энергий. Вы должны овладеть основами достижения определенного состояния и внутренних ощущений. Когда вы объедините механику «Влюбленной кобры» с совершенной внутренней динамикой и осознанием, вы сможете насладиться чудесными плодами своих «поэтических» усилий. Это позволит вам сочетать правильные движения тела с внутренними силами, дыханием, *Ци* и *И*, наполняя все тело приятной энергией.

Повышенное осознание «Влюбленной кобры» сослужит вам службу и при выполнении других упражнений, помогая получить от них больше пользы. Откройте и почувствуйте дух. Погрузитесь в поэзию каждого упражнения.

В середине девятой главы, после того, как у вас будет достаточно времени, чтобы начать хорошо чувствовать и понимать описанные ниже упражнения, вводится практика «Дыхания Пустой Силы» *(ДПС)*. Упражнения, предлагаемые вместе с ДПС, помогают удалить застоявшуюся абдоминальную *Ци* и значительно увеличить содержание кислорода в теле. Другие упражнения тоже принесут больше пользы, если сочетать с ними техники ДПС.

Последний комплекс упражнений начинается с динамического принципа «нахождения прямизны в кривой». В упражнениях серии «Дракон вытягивает хвост» (см. иллюстрацию на обложке), «прямизна в кривой» используется для увеличения и усиления сухожилий и для развития их эластичности. Эти сидячие упражнения объединены с соответствующими движениями позвоночника и поясничных мышц. После их освоения начинают растягиваться все сухожилия — от кончиков пальцев, рук, шеи, лопаток, вдоль всего позвоночника и нижней части спины и до ног, — как будто объединяясь в одно целое сухожилие. Это позволяет избавиться от напряжений и блокировок и сопровождается умиротворяющим, спокойным, наполняющим вас энергией расцветом *Ци*. Комплекс завершается замечательным разнообразием легких упражнений для позвоночника, плеч и спины.

Все упражнения До-Ин, включенные в эту книгу, выполняются в положении сидя или лежа. Они приносят особую пользу, какую не могут дать упражнения в положении стоя или в движении. Общеразвивающее действие До-Ин и польза для здоровья представляют ценность сами по себе. Человек с любой подготовкой и системой убеждений может получить пользу от этой практики. Кроме того, До-Ин — замечательная подготовка к любой другой деятельности — будь то спорт, боевые искусства, музыка, медитация, работа или просто обычный образ жизни.

До-Ин означает «направление энергии», но в основном это не подразумевает направления энергии в меридианы во время активных фаз выполнения упражнений. В результате правильного выполнения упражнения поток *Ци* в меридианах открывается во время пассивной фазы отдыха. Следовательно, чтобы насладиться пользой от практики, не требуется предварительное знакомство с меридианами *Ци*. Однако при описании многих упражнений приводится информация по меридианам и соответствующие иллюстрации. Кроме того, все меридианы описаны в специальном «Приложении».

Улучшая свое состояние с помощью упражнений До-Ин, вы готовите почву для самого важного — для *Инь-медитации*. Тело глубоко расслаблено, ум спокоен, *Даньтянь* полон *Ци*, *Ци* течет по меридианам — после этого следует *Инь-медитация*. В главе 11 описано, как входить в состояние — иногда очень глубокое — ощущения жизненной энергии. Такое состояние приносит огромное удовлетворение. Вы можете испытать полноту восхитительного «*Ян-массажа клеток*», освежающее эмоциональное очищение или рафинированное *Инь-состояние* внутреннего «эмбрионального дыхания».

Являясь независимым видом практики, упражнения До-Ин в то же время составляют часть общей системы *Исцеляющего Дао*. Каждая часть этой системы представляет ценность сама по себе и одновременно приносит пользу другим практикам (и получает ее от них).

****

Деннис Хантингтон, главный редактор, является инструктором, живущим при Тренировочном центре Международного Исцеляющего Дао при оздоровительном курорте «Сад Дао» на Таиланде. Он занимается с Мастером Чиа в течение тринадцати лет и уже семь лет имеет сертификат инструктора. После девяти лет преподавания в средних школах Калифорнии, Деннис Хантингтон в течение тринадцати лет преподавал английский язык в Токио (Япония). Он проработал семь лет на факультете английского языка и литературы на общеобразовательном факультете государственного университета в Сан-Франциско.

導引

Часть I

Сведения общего характера

Глава 1

Человек, природа, Вселенная и До-Ин

До-Ин — это разновидность наполняющих человека энергией физических упражнений, которые построены на основе всего богатства знаний древнейшей китайской философской системы — даосизма. Серии упражнений До-Ин вливают новые силы, позволяют развить гибкость, жизнестойкость и приспособляемость. Благодаря своим объединяющим принципам эти упражнения обеспечивают гармонию тела, разума и духа. До-Ин является неотъемлемой частью практики *Исцеляющего Дао*, которая ведет к раскрытию равновесия в природе и позволяет без труда справляться с превратностями судьбы.

До (Дао) означает «Путь»: путь человека, путь природы, путь Вселенной, путь достижения полной гармонии со всем, что нас окружает. До — это путь к источнику жизни, к *У-Ци*, к бесформенной, единообразной энергии (изначальной пустоте, «Ничто»), которая пронизывает все мироздание. Еще в доисторические времена китайцы — мужчины и женщины — изучали гармонию между человеком и природой. Эти люди называли себя «даосами». С точки зрения даосов, человек представляет собой живой организм в пределах более крупного живого организма, природы, которая сама принадлежит еще более крупному живому организму, Вселенной. Исходя из этого живого, немеханического

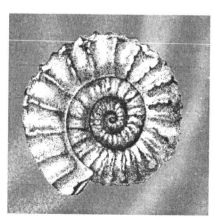

Спиральный характер энергии. В природе энергия обычно течет по спирали. Наш Млечный Путь, подобно двум третям галактик Вселенной, является «спиральной» галактикой. Обрушивающиеся на Землю ураганы, циклоны и торнадо движутся по спирали, вращаясь вокруг своей оси. Здесь мы видим спираль, запечатленную в раковине обычной улитки.

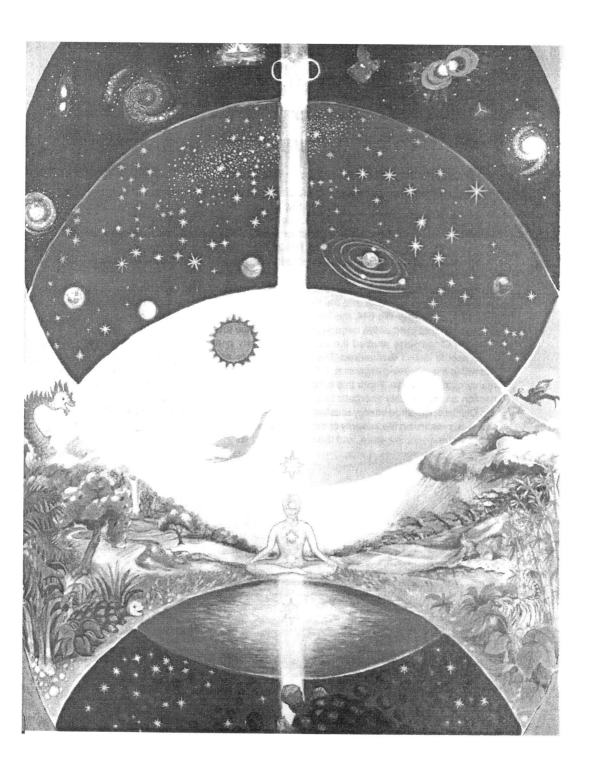

ДАО, ЦИ, ЧЕЛОВЕК, ПРИРОДА И ВСЕЛЕННАЯ. На этом рисунке изображены «животные-защитники», которые представляют сущность энергии жизненно важных органов, а также восемь сил природы, образующие символ Багуа (гром/молния, ветер, вода, огонь, небо, земля, дождь/озеро и гора). Кроме того, показаны энергетические силы Вселенной и среди них — человек, связанный с бесконечной энергией Вселенной. Мягкая, исполненная радости внутренняя улыбка активизирует три Даньтяня: в области головы, в области сердца и в нижней части брюшной полости. Внутренний мир в полном покое объединяется с миром внешним.

представления, они направляли свое внимание на невидимую силу, которая делает все эти организмы живыми.

В Китае энергию жизненной силы называют *Ци*. Ци циркулирует по особым каналам, сохраняя целостность тела, разума и духа. «Ци» — это жизненная сила, которая работает в мире, в природе и в человеческом теле.

Даосы обнаружили, что не существует никакого разделения между физическим, эмоциональным, психологическим и духовным Я. Следовательно, все, что происходит с нами на любом из этих уровней, оказывает на нас влияние на всех остальных уровнях. Тело, разум и дух глубоко взаимосвязаны, поскольку все они представляют собой уникальные аспекты одного и того же источника энергии. Если мы испытываем сильное эмоциональное напряжение, это напряжение проявляется в нашем теле в виде физических симптомов. Если мы не уделяем достаточно внимания своему физическому телу или пренебрегаем его потребностями, это очень быстро находит свое психологическое или эмоциональное выражение. До-Ин — разновидность упражнений, которые не только благотворны для тела, но также способствуют достижению эмоционального равновесия, ясности ума и более высокого уровня осознания.

Для даосских врачей лечение означает больше, чем просто обеспечение здоровья отдельных частей физического тела. Под болезнью даосы понимают блокирование циркуляции *Ци* в теле. Для усиления этой циркуляции они разработали упражнения и медитации, отражающие процессы, которые они наблюдали в природе. Наблюдения даосов позволили им сделать вывод, что в природе ничто и никогда не расходуется зря. Все всегда сохраняется, используется, трансформируется. Упражнения и медитация, которым вы должны научиться, позволяют сохранять жизненную силу, заставляют ее опять циркулировать в теле и преобразовывать любую токсичную или несбалансированную энергию в чистую и положительную. До-Ин является частью общей медицинской культуры и занимает достойное место среди различных практик «вскармливания жизненного источника». В Китае врачи предписывают определенные упражнения До-Ин для излечения как хронических, так и острых заболеваний, а также для их предотвращения.

1.1. До-Ин означает «направлять энергию»

Эта система упражнений носит название *До-Ин*, 導引, что означает «направлять энергию». «Ин» в этом названии и известная нам часть символа *Инь-Ян*, 陰陽 обозначают разные понятия. Символ *Инь-Ян* представляет взаимодействие энергий взаимодополняющих полярных противоположностей, таких, как холод и тепло. *Инь*, означающее холод, в китайском языке обозначается одним иероглифом. «Ин» в слове «До-Ин» образовано сочетанием двух совсем других иероглифов. Первый из них, 意, представляет даосскую концепцию, известную как «сила ума-глаз-сердца», *И*. Второй иероглиф, 引, означает «направление», и его произношение переведено на английский как *IN* (Ин). Следовательно, сочетание этих двух иероглифов дает *YIN*, что означает «направление энергии ума-глаз-сердца». Когда этот иероглиф используется вместе с иероглифом для обозначения ДАО (ДО), это сочетание переводится приблизительно как «направлять *Ци* с помощью силы ума-глаз-сердца».

В этой книге сочетание слов «направление энергии» будет использоваться для описания избавления от хронического напряжения, блокирования энергии и токсических веществ, которые могли годами накапливаться в нашем теле. Слово «До» указывает на то, что физические движения направляются силой

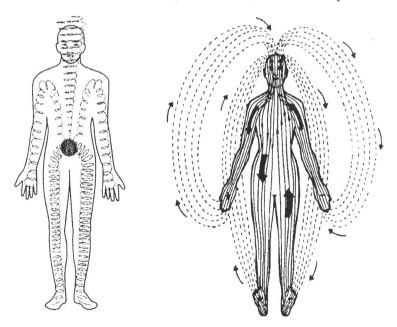

Рис. 1.2А и 1.2В. Картина течения Ци: на рис.А показано течение Ци от Даньтяня, центра, где она хранится, к конечностям. Рис. В представляет общую схему течения Ци от конечностей и ее возвращения в тело.

ума и, в свою очередь, стимулируют внутреннее течение *Ци* в теле. «Ин» означает, что благодаря физическим движениям *Ци* может достичь конечностей. Эти упражнения активизируют течение *Ци* по меридианам, открывая и укрепляя их. Таким образом, поток *Ци* от нижнего *Даньтяня* (основной «котел» для хранения *Ци*, который находится в нижней части живота), прежде чем вернуться в исходную точку, соединяет меридианы *Инь* и *Ян*. Меридианы *Инь* являются более внутренними меридианами и расположены глубже, тогда как меридианы *Ян* находятся ближе к поверхности тела и в области конечностей.

1.2. И

Обратите внимание на то, что «крепость ума», в самом полном смысле (в контексте До-Ин), означает «*И*» — силу *ума-глаз-сердца*. И — это комбинированная сила трех умов.

1. **Ум наблюдателя.** Первый ум — это ум мозга и Внутреннего Глаза (Третьего Глаза), который находится в голове. Он способен достигать состояния более высокого сознания, а также имеет доступ к информации, получаемой с помощью глаз, ушей, носа и рта. Когда этот ум обучен, его можно рассматривать как «ум наблюдателя»; однако пока он не обучен, он склонен зря расходовать энергию за счет реакций и ненужных действий.

2. **Ум осознания.** Второй ум — это *ум чувств и осознания*, который находится в нижней части живота; он лишен прямого доступа к сенсорной информации, получаемой с помощью глаз, ушей, носа и рта. Этот ум достигает осознания на основании чувств, возникающих в результате опыта и обучения. Эти два ума сочетаются с *умом сознания*, который находится в сердце.

3. **Ум сознания.** Для того чтобы активизировать мозг сердца, известный как место обитания сознания, нужно направить туда улыбку (*Внутренняя Улыбка*) и сделать его мягким, ощутив в сердце любовь, радость и счастье. Сознание активизируется тогда, когда вы ощущаете волны любви и течение энергии сострадания.

Эти три центра сознания (*Даньтяни* в области головы, сердца и нижней части брюшной полости) связаны таким образом, что три ума фокусируются как один ум. (Более подробное описание *Второго Мозга* и *Третьего Мозга* см. в главе 5.)

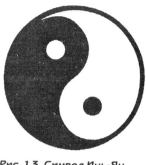

Рис. 1.3. Символ Инь-Ян.

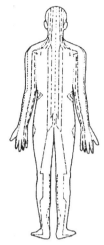

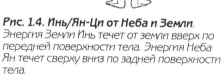

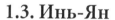

Рис. 1.4. Инь/Ян-Ци от Неба и Земли.
Энергия Земли Инь течет от земли вверх по передней поверхности тела. Энергия Неба Ян течет сверху вниз по задней поверхности тела.

1.3. Инь-Ян

Символ Инь-Ян олицетворяет динамическое взаимодействие энергий, которые всегда находятся в состоянии изменения. Это постоянное кружение и перетекание из одного состояния в полярно противоположное — например, от тепла к холоду, от влажного к сухому, от светлого к темному, от позитивного к негативному. То же происходит в наших с вами телах, включая энергию наших эмоций — любовь и ненависть, ощущение счастья и грусть.

Кроме внутренней *Ци*, течение которой следует определенной схеме, существует внешняя *Ци*, тоже оказывающая влияние на наше тело. Согласно даосскому мировоззрению, *Ци* неба представляет собой энергию *Ян*, направленную наружу, расширяющуюся, несущую положительный заряд, тогда как *Ци* Земли направлена внутрь, это энергия принимающая, она несет отрицательный заряд. Энергия от земли течет по передней поверхности тела, по внутренним поверхностям ног и рук по направлению к небу. Соответственно, энергия неба течет вниз по спине, по внешним поверхностям рук и ног — к земле.

Однако эту внешнюю картину не следует путать с расположением внутренних меридианов тела. У тела есть собственная карта направлений. *Инь*-меридианы рук направлены вниз по рукам. *Меридиан Желудка*, проходящий по передней части тела, направлен вниз, а *Управляющий Меридиан* — по спине вверх. Схемы течения *Ци* как внутри, так и вокруг нашего тела отличаются большим разнообразием.

Хотя неплохо иметь общее представление о течении *Ци*, но для того, чтобы успешно практиковать До-Ин, знать меридианы совсем не обязательно. Знаете вы о меридианах или нет, результаты и польза от упражнений будут практически одинаковыми. «Направление энергии» вовсе не означает, что, принимая определенную позу, вы должны направлять *Ци* по меридианам. Скорее, во время активной фазы упражнения До-Ин следует концентрироваться на правильности выполнения связанных с этой позой движений. Центром внимания должно быть правильное приложение и направление физического усилия. Вы не должны думать о том, что эти усилия направляют *Ци* по меридианам. В тех меридианах, на которые вы воздействуете, *Ци* активизируется и укрепляется в результате правильного выполнения упражнения. Она течет во время пассивной фазы, когда вы отдыхаете между двумя усилиями.

1.4. Растяжение

Зачем растягивать тело? Растяжение переносит энергию изнутри наружу, удлиняет меридианы и способствует перемещению *Ци* к поверхности. Оно приносит приятные ощущения, потому что облегчает течение энергии. Вместе с другими техниками До-Ин растяжение освобождает энергию, позволяя ей свободно течь туда, куда нужно, уравновешивая *Ци* и восстанавливая здоровье всего тела. Выполняя постепенно все упражнения До-Ин, вы вовлекаете большую часть меридианов, в результате охватывается все тело, и польза от упражнений значительно увеличивается,

Меридианы могут быть заблокированы физическими, ментальными или эмоциональными токсинами и напряжениями. Подобно плотине, перекрывающей реку, это блокирование останавливает течение энергии и приводит к застою. Выше дамбы собирается чрезмерное количество воды, тогда как за ней русло реки или канала оказывается почти пустым и течение в нем едва заметно. В теле подобное положение приводит к нарушению равновесия, например, возникает избыток *Ян* при недостатке *Инь* (один из возможных видов дисбаланса), в результате чего нарушается здоровье и развиваются болезни. Расслабление и растяжение обеспечивают свободное течение энергии, и исцеляющая энергия оказывается в состоянии распространиться по всему телу.

1.5. Меридианы *Инь* и *Ян*

МЕРИДИАНЫ ИНЬ	МЕРИДИАНЫ ЯН	
ПОЧЕК	МОЧЕВОГО ПУЗЫРЯ	
ПЕЧЕНИ	ЖЕЛЧНОГО ПУЗЫРЯ	*Иллюстрации и описания*
СЕЛЕЗЕНКИ	ЖЕЛУДКА	*см. в Приложении I*
СЕРДЦА	ТОНКОЙ КИШКИ	
ПЕРИКАРДА	ТРОЙНОГО ОБОГРЕВАТЕЛЯ	
ЛЕГКИХ	ТОЛСТОЙ КИШКИ	

Ссылки на меридианы *Ци*, на которые оказывают воздействие упражнения До-Ин, описанные в главах 6—10 (часть II), могут оказаться полезными при выборе сбалансированного набора упражнений для каждого дня. Обращаясь к приведенным в Приложении иллюстрациям, вы можете выбрать именно те упражнения, которые помогут вам привести в порядок области тела, причиняющие вам беспокойство. Кроме того, описание меридианов безусловно принесет пользу практикующему: в конце концов вы познакомитесь с расположением всех каналов. Лучшее осознание течения *Ци* по меридианам во время расслабления повысит его эффективность. Это осознание позволит вам направлять уравновешенную, улыбающуюся энергию в область пораженного меридиана, чтобы обеспечить лучшее расслабление в этой области. В результате благодаря ослаблению блокировок, вызванных напряжением, поток *Ци* станет более обильным.

1.6. Позы, движения и Ци

Упражнения До-Ин включают в себя много разных поз и движений. Основное внимание всегда уделяется достижению состояния гармонии между телом и разумом. Система До-Ин фокусируется на усилении сухожилий, расслаблении поясничных мышц и диафрагмы, развитии силы и гибкости тела, освобождении от токсинов с помощью дыхания — и формировании «ВТОРОГО МОЗГА» в нижнем *Даньтяне* с целью координирования и направления этих процессов. Цель До-Ин, как и всех внутренних искусств, — направление и гармонизация *Ци*.

Ци — это жизненная энергия *До (Дао)*, действующая в мире: в природе, в обществе и в человеческом теле. Это постоянно изменяющаяся, всегда находящаяся в движении сила, энергия, которая может появляться и исчезать, может быть сильной и слабой, она может поддаваться управлению и может быть подавляющей. *Ци* — это то, что движется, изменяя качества или тенденции в изменяющихся ритмах времен года; *Ци* сияет в лучах солнца. Именно качеством и равновесием потока *Ци* определяется здоровье человека. *Ци* влияет на то, как мы живем, движемся, едим и спим.

Цель всех физических практик — направление и гармонизация *Ци*. Направлять — значит контролировать, усиливать, увеличивать или уменьшать. Гармонизировать — значит стать свободным, открыть энергетические каналы и жить в согласии с природой. Осознать это движение энергии в теле, научиться чувствовать его, регулировать, добиваться легкого, спокойного течения — это второй важный шаг в физических практиках развивающегося даоса. В этих упражнениях используется особый стиль движений, позволяющий направлять энергию в сухожилия. Определенные позы, вместе с эмоциональным уравновешиванием сердца и почек, обеспечивают расслабление позвоночника и поясничных мышц. Расслабление поясничных мышц позволяет направлять энергию в область грудной клетки и диафрагмы. Для выведения токсинов, накопленных в теле, используется также дыхание и целенаправленное фокусирование.

Запомните, пожалуйста: *поясничная мышца — это обычно применяемый термин, но обозначает он не одну большую мышцу, а целый ряд мышц (комплекс мышц), прикрепленных к нижней части позвоночника и костям таза, в частности к тем, которые соединяют бедренную кость с верхней частью ноги. Все это и есть поясничные мышцы, которые обычно работают согласованно.*

Конечная цель выполнения упражнений До-Ин по направлению энергии — подобно ребенку, стать податливым, чистым, активным и полным энергии. До-Ин можно использовать для физического, эмоционального и духовного развития. Хотя эти упражнения удивительно легко выполнять, они отличаются утонченностью и весьма эффективны для восстановления утраченной гармонии между человеком, природой и Вселенной. Люди любых профессий используют До-Ин для личного развития.

Глава 2

История До-Ин

В современном Китае, как и в давние времена, люди самых разных занятий собираются на рассвете в парках, чтобы пополнить новыми силами свое тело и свой ум. Кроме того, они приходят сюда в надежде достичь долголетия. Когда предрассветную тьму разрывают несущие энергию лучи восходящего солнца, они выполняют упражнения, столь же неисчерпаемые, разнообразные и древние, как сама культура Китая.

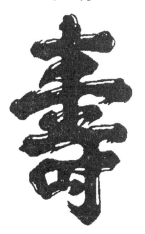

Рис. 2.1. Китайский иероглиф, обозначающий долголетие.
(Произносится «шоу»).

Система упражнений До-Ин возникла на основе китайской медицины, боевых искусств и духовных практик даосизма и буддизма. *Ци*, биоэлектромагнитная жизненная сила, — то, что объединяет их. Откуда бы ни пришли эти упражнения — из традиции боевых искусств, из духовных, воинских или медицинских практик, — цель у всех одна: развивать, очищать и создавать резервы *Ци*.

2.1. Долгая история обеспечения здоровья, предупреждения болезней и достижения долголетия

До-Ин — одна из старейших систем упражнений в истории Китая, которая отличается большим разнообразием. Она занимает важное место среди традиционных китайских искусств сохранения здоровья. Упражнения, известные под названием До-Ин, используются в качестве превентивной меры против симптомов старения и болезней, но они также служат для излечения некоторых заболеваний, как острых, так и хронических. До-Ин часто относят либо к традиционным медицинским знаниям, либо к практикам *Яншэн*, которые известны также как *Чжишэн*. В работах Чжуан-цзы второго столетия до н. э. практики «питания жизненного начала» отнесены к четвертому столетию до н. э. Смысл этих практик — в приспособлении способа жизни к физиологическим принципам совершенствования энергии.

«Дышать особым образом, пыхтеть, пить маленькими глотками, фыркать, застывать, как медведь, и вытягиваться, как птица, заботясь о своем долголетии, — вот жизнь, признаваемая учеными, которые занимаются гимнастикой, людьми, которые лелеют свое тело, которые надеются дожить до того же возраста, что и Пэн Цзу, то есть жить больше восьмисот лет».[1]

Со времен Чжуан-цзы и до настоящего времени эти физические упражнения («гимнастика», как иногда переводят это слово) сыграли важную роль в китайской культуре и медицине. Первые описания упражнений были найдены в гробницах, они были написаны на бамбуковых планках или выгравированы на камнях. Но большинство этих древних упражнений было описано в представляющем собой собрание множества даосских практик, упражнений, философий и медитаций «Даосском каноне» (*Даоцзан*), который был опубликован во времена династии Мин (1368—1644). Однако задолго до этого на отдельных медных изделиях, начиная от династий Шан (1766—1122 гг. до н. э.) и Западная Чжоу (1122—771 гг. до н. э.), появлялись изображения, ярко воспроизводящие всевозможные позы древних, выполняющих упражнения До-Ин. Это говорит о том, что Цигун и До-Ин появились на свет задолго до изобретения письменности.

В восьмом столетии до новой эры династия Западная Чжоу прекратила свое существование. Сменившая ее Восточная Чжоу делится на два периода, «Период весны и осени» (770—476 гг. до н. э.) и «Период воюющих царств» (475—221 гг. до н. э.), когда соперничали сотни философских направлений, поднявшие Цигун на высокий теоретический уровень. За этот последний период До-Ин превратилось в довольно систематизированное искусство сохранения здоровья. Лао-цзы, которому приписывают авторство *«Даодэ-цзина»* («Канона Пути силы»), предложил метод сохранения здоровья с помощью регулирования дыхания. Одна из книг, составленных в этот период, *«Хуан-ди Нэйцзин»* («Канон Желтого Императора о внутренней медицине»), содержит описания Цигун, где речь идет о методах занятий, симптомах, влияниях и о том, на что следует обратить внимание. Здесь, в диалоге между Хуан-ди и Ци Бо, известным врачом, подчеркивается сочетание консервативного лечения с упражнениями До-Ин.

Китай был объединен Первым Императором, Цинь Шихуан-ди из династии Цинь (221—207 гг. до н. э.). Чтобы укрепить свою власть, он приказал сжечь все книги, которые не были одобрены правительством Цинь. Вскоре после этого, во время войны с Лю Баном, основателем династии Хань (206 до н. э.— 220 н. э.), были уничтожены даже те книги, которые хранились в императорском дворце. К счастью, некоторые из классических трудов избежали этой участи и были захоронены в качестве жертвенных объектов в одном захоронении в Чанша, раскопанном в 1974 году. Это были хорошо сохранившиеся изображения на бамбуковых полосках и шелке, включающие 44 диаграммы *До-Ин Ту* («Иллюстрированных упражнений До-Ин»). Здесь были также *Даодэ-цзин, И-Цзин* и некоторые книги по медицине, которые оказались очень ценными для изучения Цигун.

Во времена династии Хань система До-Ин завоевала широкое признание. В этот период было написано много текстов, в том числе *«Чжуан-цзы»* («Книга Учителя Чжуана»), около 200 г. до н. э.; *«Хуайнань-цзы»* («Книга Учителя Хуайнаня»), написанная под покровительством Лю Аня, внука первого императора династии Хань; и книга, которая представляет особую ценность для Цигун в связи с «внутренней работой», *«Цаньтун Ци»* («Единства триады»), написанная Вэй Бояном.

Этот последний трактат посвящен алхимическим знаниям и личному опыту сохранения здоровья и включает *До-Ин 12 Кусков Парчи* и стоячую последовательность *Семь Звезд.* Хуа То (141—208 гг.), придворный врач Цао Цао, в период Троецарствия пользовавшийся большим уважением в китайском медицинском мире, создал *Уциньси (Танец Пяти Животных),* систему упражнений До-Ин, которые имитируют движения тигров, оленей, медведей, обезьян и птиц и до сих пор популярны в Китае. Описание этих упражнений содержится также в книге *«Тайшан Лаоцзюнь Яншэн Цзюэ»* («Рецепты вскармливания жизни Почтенного Верховного Повелителя»).

Славу Истинного Мастера заслужил Сюй Сюнь (239—374 гг.), который постоянно практиковал До-Ин и дожил до 136 лет. Позднее его искусство До-Ин было кратко описано в очень популярной книге под названием «Линь Цзяньцзы» («Чудодейственное искусство владения холодным оружием»). Гэ Хун (281—341 гг.), автор книг «Чжоухоу Бэйцзифан» («Рецептурный справочник по неотложной помощи») и «Баопуцзы», говорил, что упражнения Цигун предназначены для «заблаговременного лечения болезней и достижения гармонии между всеми стихиями».

Величайший вклад в область терапевтического До-Ин был сделан в 610 году, когда Чао Юаньфан (550—630 гг.), врач Императорской медицинской академии, опубликовал свой пятитомный труд «Чжубиньюань хоулунь» («Трактат о происхождениях и симптомах болезней»). Эта работа содержит множество цитат из «Яншэн фан» («Методов вскармливания жизни»), описание 1 139 медицинских дискуссий и классификацию 213 упражнений До-Ин согласно причинам и симптомам конкретного состояния здоровья.

В 652 году, в период династии Тан, Сунь Сымяо (581—682 гг.), прославленный врач, составил «Цяньцзинь яофан» («Золотые предписания»), где он вводит ряд основанных на Цигун терапевтических упражнений, известных под названием Люцзыцзюэ. Именно во времена династии Тан система До-Ин стала официальной частью придворной медицины и перешла в основном в руки специалистов по массажу.

К концу династии Цин Цигун начинает приходить в упадок. В первые годы Китайской республики (1911—1949 гг.) были опубликованы некоторые книги по Цигун. Но большинство из них, за исключением изданной в 1914 году книги Цзян Вэйцяо «Иньши-цзы цзинцзофа» («Спокойные сидячие методы Учителя Иньши»), представляют мало интереса. В целом же Цигун пренебрегали, и, казалось, он находился на грани исчезновения. К счастью, он опять был возрожден в начале 1950-х, когда китайское правительство организовало обширное исследование этой системы.

2.2. Животные и До-Ин

Среди всех гимнастических упражнений, которые считаются полезными для лечения и предотвращения болезней, наиболее популярны Движения Пяти Животных. Их обычно приписывают Хуа То, придворному врачу Цао Цао во времена Троецарствия*. Согласно его официальной биографии в «Саньго-чжи»

---

*   Период в истории Китая, 220—280 гг. — Прим. перев.

(«Хрониках времен Троецарствия»), он кратко изложил концепции, лежащие в основе его практики, своему ученику У Бу.

«Тело нуждается в определенном количестве движений. Эти движения служат правильному уравновешиванию правого и левого... они заставляют кровь циркулировать должным образом и предотвращают возникновение болезней.

Человеческое тело подобно дверной петле, которая никогда не знает покоя. Вот почему даосы занимаются гимнастикой. Они имитируют движения медведя, который зависает головой вниз на дереве, совы, которая беспрерывно вращает головой самыми разнообразными способами. Они растягивают и изгибают талию и приводят в движение все суставы и мышцы, чтобы избежать старения.

Я тоже разработал комплексы упражнений и назвал их «Движениями Пяти Животных». К этим пяти животным относятся тигр, олень, медведь, обезьяна и птица. Практика «Движений» помогает исключить болезни и улучшить функционирование слабых членов. Почувствовав в теле какое-нибудь недомогание, следует практиковать одно из *Животных*, пока вы не начнете обильно потеть».

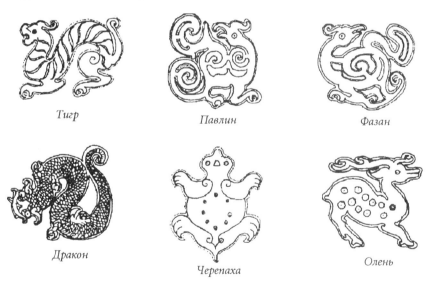

Тигр *Павлин* *Фазан*

Дракон *Черепаха* *Олень*

Шесть Образцов Животных.

Большинство описанных в этой книге упражнений относятся к «Движениям Животных» в До-Ин. Например, есть несколько разных серий упражнений Обезьяны: *Игры на земле* (6 упражнений, выполняемых лежа на спине), *Сидя-*

щая на скале обезьяна, готовая к прыжку (2 упражнения) и пять других упражнений Обезьяны. Почему так много упражнений Обезьяны? Возможно, благодаря известному «Уму обезьяны», всегда беспокойному и активному. Она развлекает себя, находя различные способы управлять своим телом, — на редкость умное создание.

Названия нескольких других упражнений отражают другие типы движений в природе. Идея заключается в том, что, воспроизводя эти движения в своем теле, мы добиваемся гармонизации с естественным течением сил внутри нас. Обратите внимание на такие названия, как *Река течет в долину* и *Бамбук, раскачивающийся на ветру.* Достигая равновесия и гармонии с естественными силами внутри нас, мы легко можем достичь гармонии с силами природы вокруг нас.

Такое название, как *Сверчок отдыхает на цветке,* подразумевает остроту ощущений, контроль и равновесие; *Гора поднимается из моря* — чувство силы и устойчивости. Попробуйте выполнить упражнения *Любовный ритуал кобры* и *Колибри.* Сядьте в позу *Тигра, отдыхающего в тени.* Ухватив дух естественного течения энергии в наблюдаемых в природе движениях или в движениях некоторых животных, мы можем научиться сами правильно выполнять эти движения. Даосы с уважением относятся к представителям животного царства, ценя силу и гибкость их тел и их жизненную энергию. Все упражнения До-Ин предназначены для того, чтобы открыть тело и развить энергию.

Наблюдая природу вблизи, даосы — в прошлом и в настоящем — создают общую основу, на которой могут развиваться практики До-Ин. В природе мы черпаем идеи, она помогает нам проникнуть в суть выполняемых упражнений. Мы получаем возможность заглянуть в себя спокойно и с улыбкой, чтобы раскрыть ту пользу, которую нам дает их правильное выполнение.

Глава 3

До-Ин

Международное Исцеляющее Дао

Международное Исцеляющее Дао — это практическая система саморазвития, которая дает ученикам и всем, кто ее практикует, реальные средства для повышения качества своей жизни, как внутренней, так и внешней. До-Ин, неотъемлемая часть *Международного Исцеляющего Дао*, ис-

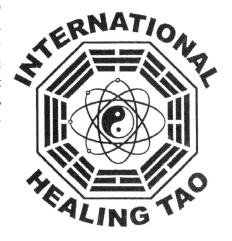

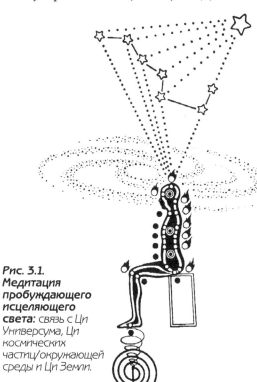

Рис. 3.1. Медитация пробуждающего исцеляющего света: *связь с Ци Универсума, Ци космических частиц/окружающей среды и Ци Земли.*

пользуя позы, напоминающие позы Йоги, обеспечивает фундаментальную тренировку тела, ума и духа. Применяемые в *Международном Исцеляющем Дао* сочетания лежачих, сидячих и стоячих поз и практик движения взаимно подкрепляют друг друга. Их совместное использование обеспечивает прочную основу для овладения всем диапазоном внутренних искусств.

Основные упражнения До-Ин, приведенные в этой книге, выполняются в положении лежа или сидя и обеспечивают такое раскрытие тела, которого можно достичь только на полу или другой плоской поверхности. В этом случае рекомендуется воспользоваться ковриком. Физические упражнения/медитации системы До-Ин, чрезвычайно ценные сами по себе, фактически предназначены для усиления остальных практик *Международного Исцеляющего Дао*.

3.1. До-Ин: неотъемлемая часть полной даосской практики

До-Ин является важной частью даосской системы как единого целого. Это разновидность подвижной медитации, которая расслабляет тело, открывает меридианы и очищает ум. Древние даосы обнаружили чрезвычайную важность работы со всеми внутренними ресурсами и умения пользоваться богатством своего внутреннего потенциала. Многие из тех, кто практикует Тайцзи, Цигун и боевые искусства, используют До-Ин как способ открыть тело, чтобы при движении использовать больше внутренней энергии.

Для создания высокоэффективной системы развития внутренней энергии даосы используют сочетание практик, выполняемых в положении лежа, сидя,

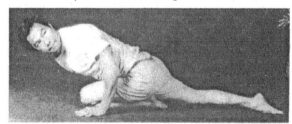

Рис. 3.2. Павлин смотрит на свой хвост. Упражнение До-Ин, выполняемое на полу: тренирует позвоночник, сухожилия и поясничную мышцу.

Рис. 3.3. Движение Тайцзи.

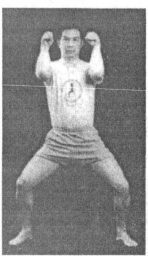
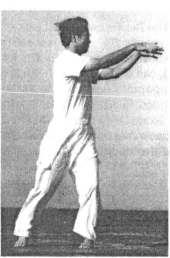

Рис. 3.4. «Вытягивание клюва», часть упражнения «Золотой феникс чистит свои перья» из Цигун «Железная Рубашка».

стоя и в движении. Хотя существуют замечательные практики До-Ин в положении стоя и в движении, в этой книге описаны только серии упражнений, выполняемых в положении лежа и сидя. Эти упражнения, очень полезные сами по себе, представляют собой эффективное дополнение к стоячим и динамическим практикам Цигун и Тайцзи.

Все даосские практики подкрепляют друг друга, позволяя глубже проникнуть в наш внутренний потенциал. До-Ин, например, является прекрасным способом размяться перед тем, как приступить к любой из медитаций *Исцеляющего Дао*. Чтобы войти в состояние глубокой медитации, очень важно расслабить тело, открыть меридианы и успокоить ум. Кроме того, развивая тело, укрепляя сухожилия и обеспечивая глубокую связь с центром тела, *Даньтянем* и *Вторым мозгом*, До-Ин помогает усовершенствовать практики Тайцзи и Цигун. До-Ин — это практика, которая обеспечивает основу. Используйте ее как ступеньку на пути к себе, как систему, позволяющую открыть единство движений, слаженности тела и могучей энергии, которая течет через все сущее.

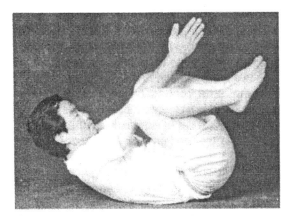 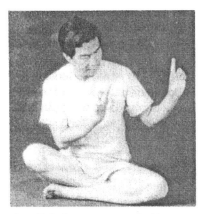

Рис. 3.5. Лежачая поза До-Ин: *Обезьяна «молится» локтями.*

Рис. 3.6. Сидячая поза До-Ин: *Натягивание лука и выпускание стрелы.*

3.2. Принципы До-Ин

Приведенные здесь упражнения и медитации До-Ин выполняются лежа или сидя на полу. Позиции в положении сидя и лежа позволяют извлечь максимум пользы из упражнений и добиться улучшения состояния здоровья. Эти упражнения усиливают действие движений и поз, выполняемых в положении стоя. Принципы движений До-Ин по существу те же, что в Цигун «Железная Рубаш-

ка»* и Тайцзи**. Поэтому три названные системы упражнений взаимно подкрепляют друг друга. Все они способствуют расслаблению, усилению течения
энергии, концентрации, помогают восстановить физические и духовные силы
и просто доставляют удовольствие тому, кто их выполняет.

Первый принцип всех внутренних искусств — расслабление. Без расслабления тело напряжено и непроницаемо, а ум путается и разбрасывается. Древние
даосы обнаружили, что расслабление — это путь к податливости и силе, подобным податливости и силе воды. Сохраняющееся в теле напряжение высасывает
из нас энергию. Расслабление освобождает эту энергию и позволяет использовать ее для исцеления и достижения долголетия.

Энергия, или *Ци*, является основой всех внутренних искусств и даосских
практик. *Ци* — это сила, которая оживляет Вселенную, сила, которая позволяет
планетам, звездам и галактикам существовать в совершенной гармонии. Это
сила, которая рождает движение в теле, сознание в уме и единство в духе.
Работая с *Ци*, даосы открыли глубокую связь между собой, природой и всей
Вселенной. До-Ин — очень эффективный способ развить больше энергии тела,
ума и духа.

Общей особенностью До-Ин, Цигун и Тайцзи является то, что движения
исходят из центра тела. До-Ин расслабляет напряжение, чтобы достичь центра
тела. Когда поясничная область позвоночника напряжена, поясничная мышца
сокращена, а энергия нижнего *Даньтяня* истощена, двигаться из центра тела
очень трудно. Следовательно, До-Ин представляет собой основополагающий
набор упражнений для практик Цигун и Тайцзи, поскольку он позволяет избавиться от напряженности, мешающей нам достичь совершенства своего тела.

До-Ин развивает эластичность тела — сочетание силы и гибкости. Лишен-
ное гибкости, тело становится жестким и напряженным, а не имея силы, оно
не имеет энергии или слаженности. До-Ин фокусируется на уравновешивании
и гармонизации силы и гибкости.

Наиболее важный принцип До-Ин состоит в получении удовольствия. Назначение этих упражнений — делать жизнь более радостной. Занимаясь До-Ин,
улыбайтесь. Улыбка создает ощущение свободы и расслабления в теле и в уме.
Веселитесь, создавая прекрасное и сильное тело.

До-Ин облегчает занятия Цигун и Тайцзи, развивая слаженность и улучшая
структуру тела. Многие занимаются этими искусствами, не обладая соответствующей механикой тела. Выполняя До-Ин, вы резко улучшите качество
своих занятий. Это происходит благодаря выравниванию позвоночника, соз-

---

*　　　Мантэк Чиа. «София», Киев, 1995г.

**　　Мантэк Чиа. «Внутренняя структура Тайцзи. Тайцзи-цигун», «София», Киев, 1997 г.

нательному дыханию и приведению в надлежащее состояние поясничной мышцы. Кроме того, одновременное формирование *Второго мозга* в *Даньтяне* позволяет координировать эти функции и направлять движение и силу из центра тела.

Относительно простые и легкие практики До-Ин оказывают очень глубокое воздействие.

3.3. До-Ин и медитация

Сама по себе система До-Ин представляет разновидность подвижной медитации. Она поддерживает все даосские медитативные практики, активизируя энергию в меридианах и очищая ум. Когда тело ослаблено и в нем недостает энергии, медитировать очень трудно. Освобождая заблокированную энергию и расслабляя тело, До-Ин очень мягко и в то же время эффективно помогает процессу медитации.

Медитация учит человека чувствовать, направлять и развивать больше энергии. До-Ин помогает открыть *Микрокосмическую Орбиту*, энергетический контур, который проходит вверх по позвоночнику и опускается по передней поверхности тела. Это важная медитативная практика *Международного Исцеляющего Дао*. *Микрокосмическая Орбита* представляет собой основной энергети-

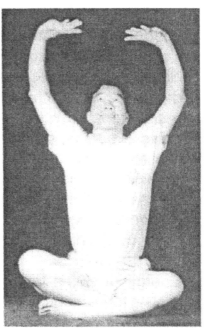

Рис. 3.7. Направление Ци из крестца в макушку. *Дракон вытягивает хвост, когти кверху.*

ческий контур, питающий все каналы и меридианы тела. Циркулирующая по каналам энергия удаляет блокировки и активизирует *Ци*, обеспечивая поступление в тело новых сил. *Микрокосмическая Орбитальная Медитация* резко увеличивает количество внутренней энергии.

Движения До-Ин облегчают открытие *Микрокосмической Орбиты*. Глубокое дыхание и медленные, но сильные движения упражнений До-Ин рождают обильную энергию, которая используется для открытия меридианов. Желательно практиковать До-Ин перед медитацией, чтобы подготовить себя к внутреннему путешествию. После выполнения упражнений До-Ин, медитации и всех своих дневных занятий особенно полезно завершить день уравновешиванием энергии всех органов с помощью медитации *Космических Исцеляющих Звуков* и только после этого ложиться спать.

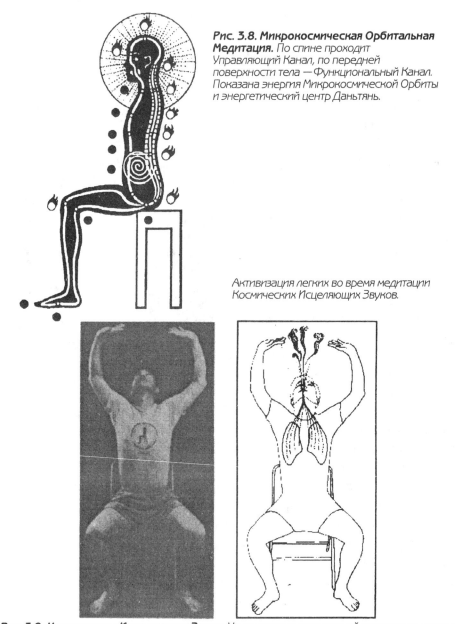

Рис. 3.8. Микрокосмическая Орбитальная Медитация. По спине проходит Управляющий Канал, по передней поверхности тела — Функциональный Канал. Показана энергия Микрокосмической Орбиты и энергетический центр Даньтянь.

Активизация легких во время медитации Космических Исцеляющих Звуков.

Рис. 3.9. Космические Исцеляющие Звуки. Уравновешивание энергий внутренних органов.

Глава 4

В центре внимания физические элементы

4.1. Сухожилия

Основное внимание практик До-Ин направлено на сухожилия. Это часть нашего тела, которой часто не придают значения. Когда мы думаем о гибкости или о силе, мы обычно имеем в виду свои мышцы, хотя значительно более важным источником энергии, обеспечивающей движения нашего тела, являются именно сухожилия. Они дают нам динамическую гибкость, возможность «отпрянуть» — качества, подобные тем, которые мы наблюдаем при бросании пращи или выпускании стрелы из лука. Когда мы наблюдаем за грациозным прыжком оленя, словно взлетающего в воздух, то, что заставляет нас восхищаться, как раз и есть гибкость и сила его сухожилий.

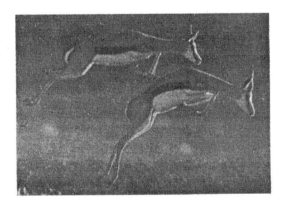

Рис. 4.1. Гибкость и сила сухожилий: грациозный прыжок оленя.

Сухожилия имеются по всему телу — всюду, где мышцы прикрепляются к скелету. Роль сухожилия состоит в том, чтобы, соединяя мышцы и кости, поддерживать движения и форму тела. Сухожилия состоят из особой ткани, которую называют волокнистой (фиброзной) соединительной тканью. Эта

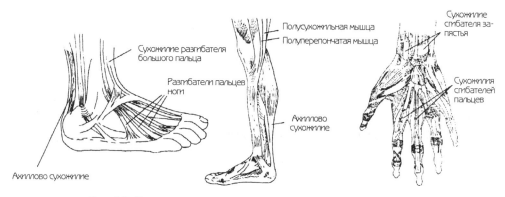

Рис. 4.2. Во всем теле сухожилия соединяют мышцы с костями.

ткань собрана в плотные, правильные пучки волокон, что обеспечивает огромную силу при одновременном сохранении гибкости.

Благодаря особому сочетанию силы и гибкости сухожилия обладают уникальной способностью впитывать силу, или энергию, удерживать эту энергию, а потом вкладывать ее в движение. Именно так работает, например, ахиллово сухожилие человека, которое может поглощать и удерживать силу до 2000 фунтов. Совместная работа всех сухожилий обеспечивает гибкость тела, делая его сильным и динамичным. Человеческое тело можно, подобно антенне, использовать в качестве структуры для передачи энергии. Принципы этой передачи физической энергии, или чистой физической силы, одинаковы. Именно сухожилия поддерживают целостность скелета. Улучшение состояния сухожилий с помощью упражнений До-Ин благотворно сказывается на выполнении поз практики Цигун «Железная Рубашка», которую изучают в *Международном Исцеляющем Дао* в качестве одной из основных практик. Позы «Железной Рубашки» помогают ученикам добиваться целостности скелета и направлять физическую силу. Эти тренировки учат также направлять *Ци* или психические энергии.

Сухожилия должны быть упругими, как резиновая лента. После растяжения резина опять приобретает свою прежнюю форму и размеры. Однако если резиновую ленту растянуть слишком сильно, она теряет упругость и прежних форм не восстанавливает. То же происходит и с сухожилиями. Упражнения До-Ин направлены на достижение упругости, равновесия между силой и гибкостью. Если мы будем слишком сильно растягивать мышцы и сухожилия, мы утратим свою силу и можем нанести вред суставам. Если мы просто развиваем силу, наше тело становится жестким и повредить его не составляет труда. Основой оздоровительной практики является соблюдение равновесия.

Самым важным фактором в достижении упругости сухожилий является качество движений. Никогда не спешите. Если ваши движения мягкие и легкие, сухожилия становятся сильнее. Отличаясь эластичностью, сухожилия не любят внезапных резких движений. Точно так же резиновая лента — если вы ее растянете рывком, она разорвется. Сухожилие не выносит слишком длительного пребывания в одном и том же положении. Если вы будете мягко его растягивать, а потом, выждав несколько мгновений, отпускать, вы сможете постепенно развить и нарастить свои сухожилия. Да, это так: вы можете нарастить свои сухожилия!

4.2. Строение Даньтяня

В медитативных упражнениях *Международного Исцеляющего Дао* — Тайцзи, Цигун «Железная Рубашка» и До-Ин — все движения начинаются из нижнего *Даньтяня*. Это центр тела, который расположен в области живота; это «местонахождение осознания» и обитель *Второго мозга* (см. главу 5). Занимаясь этими практиками, вы развиваете осознание в нижнем *Даньтяне*, координируя все движения из *Второго мозга*. Движения из *Даньтяня* распространяются к периферии тела: к рукам и ногам и в конечном счете — к кончикам указательных пальцев рук и больших пальцев ног.

Довольно легко представлять такое движение в уме, но значительно труднее действительно последовательно двигаться из центра. Упражнения До-Ин предназначены для того, чтобы помочь нам найти свой центр тяжести и научить двигаться из своего «второго мозга». Они укрепляют мышцы, вовлеченные в движения из *Даньтяня*, и позволяют действительно двигаться из этого центра, используя все свои возможности.

Люди западной культуры проводят большую часть своего времени сидя на стуле, а вместо того, чтобы ходить, ездят на машинах. Мы утратили естественную гибкость своих костей. Мы утратили осознание центра своего тела и перестали понимать, как важно начинать движения из этой области. Если мы и осознаем когда-нибудь свои поясничные мышцы, то только в том случае, когда там появляются боли, вызванные тем, что они не используются или используются неправильно. Если мы осознаем область своего живота, то только потому, что живот перестал быть по-юношески плоским и нам уже требуются брюки большего размера. Первый шаг на пути к восстановлению силы и гибкости в этом центре движений тела состоит в том, чтобы начать осознавать его по-новому.

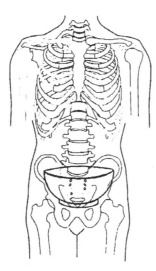

Рис. 4.3. Чаша Даньтяня. Чтобы показать, что костная конструкция имеет форму чаши, на область таза наложено схематическое изображение «чаши».

Во-первых, важно понимать истинное строение области, которую мы называем *Даньтянем*. Кости таза, образующие основу *Даньтяня*, по форме напоминают чашу или котел. Когда нам удается действительно опереть вес верхней части тела на эту чашу, вся структура тела изменяется: нагрузка, которую мы обычно несем на своих плечах и верхней части тела, получает место для отдыха и все тело испытывает облегчение.

Область таза образована очень прочной группой костей, которые действительно образуют подобие чаши. В ней отведены специальные места для кровеносных сосудов, нервов и мышц, проходящих из области живота к ногам. К этой костной конструкции присоединяются некоторые из самых сильных мышц тела — подвздошно-поясничные, erector femorus, аддукторы (приводящие мышцы) и сухожилия, ограничивающие подколенную ямку. Все они участвуют в перемещении тела с места на место.

4.3. Поясничная мышца: задняя стенка *Даньтяня*

Что представляет собой поясничная мышца. На поясничной мышце сфокусированы многие упражнения До-Ин, поскольку она обеспечивает связь нижней части позвоночника с ногами через область таза. Кроме того, внимание к поясничной мышце объясняется той важной ролью, которую играет эта мышца благодаря своему взаимодействию с почками, сердцем и грудинно-брюшной диафрагмой. Конечно, не следует забывать и о других мышцах, сухожилиях и связках, расположенных в области таза, которые тоже получают пользу от упражнений, предназначенных для поясничной мышцы.

Поясничная мышца — одна из самых сложных и самых важных мышц, на которую оказывают воздействие упражнения До-Ин, Цигун «Железная Рубашка» и *Тайцзи*. Она составляет часть основного мышечного комплекса тела и является ключом для устранения большинства случаев нарушения мышечного равновесия. Эту мышцу уважительно называют «Обиталищем души», «Почвой души», а также «Мышцей души». Эти названия говорят о жизненно важном значении этой мышцы для поддержания формы нашего тела, для наших органов и энергетического состояния всего нашего существа. Она играет критическую роль в сохранении равновесия всей телесной структуры. Эти названия станут понятнее, если мы осознаем, что комплекс поясничной мышцы поддерживает все органы в нижней части брюшной полости — в «чаше» *Даньтяня*, где находится *Второй мозг*. Она также обеспечивает удобную опору для *Даньтяня* сзади, защищая почки. И, благодаря своей связи с почками, эта мышца связана с сердцем. Кроме того, с помощью фасциальной оболочки она связана с грудинно-брюшной диафрагмой — мышцей, которая обеспечивает дыхание.

Комплекс поясничной мышцы представляет собой широкую плоскую мышцу, расположенную в области поясницы. Она имеет множество ответвлений, которые, подобно щупальцам осьминога, отходят в разных направлениях с обеих сторон нижней части позвоночника. Поясничная мышца состоит из двух основных частей, большой и малой поясничных мышц, которые соединены с двенадцатым грудным позвонком (Т12) и с каждым из пяти поясничных позвонков (L1—L5). Большая поясничная мышца значительно превосходит по размерам вторую часть и требует наибольшего внимания. Большая по-

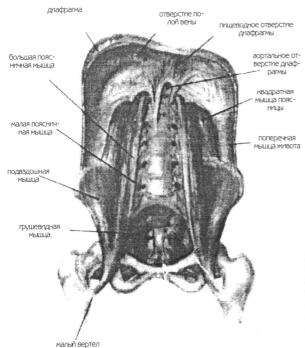

диафрагма

отверстие полой вены

пищеводное отверстие диафрагмы

большая поясничная мышца

аортальное отверстие диафрагмы

квадратная мышца поясницы

малая поясничная мышца

поперечная мышца живота

подвздошная мышца

грушевидная мышца

малый вертел

Рис. 4.4. Вид спереди «Задней стенки Даньтяня». *Обратите внимание, что подвздошная мышца соединяется с большой поясничной, образуя подвздошно-поясничную мышцу, которая потом сливается с сухожилием и входит в малый вертел бедренной кости.*

ясничная мышца начинается от поперечных отростков позвонков T12 и L1—L5 и проходит под паховой связкой в область паха, спускаясь по передней поверхности подвздошных костей таза. Она входит в малый вертел на внутренней поверхности верхней бедренной кости (большой кости верхней части ноги). Значительно меньшая по размеру малая поясничная мышца начинается там же, где и большая, но затем соединяется с крестцово-седалищной связкой. Эта связка соединяется с седалищным бугром (позади седалищных костей).

По существу, большая поясничная мышца представляет собой верхнюю часть подвздошно-поясничной мышцы. Другую важную часть подвздошно-поясничной мышцы составляет мышца, которая носит название подвздошной мышцы. Подвздошная мышца присоединяется непосредственно к верхней передней части подвздошной области костей таза и к верхней части крестца. Эта подвздошная часть мышцы соединяется с нижней частью большой поясничной мышцы, примерно на уровне тазобедренного сустава сливаясь в единую мышцу. Поэтому мышцу в целом называют подвздошно-поясничной мышцей.

Через грушевидную мышцу большая поясничная мышца соединяется с крестцом. Грушевидная мышца соединяет боковые поверхности передней части крестца с большими вертелами, расположенными на задних внешних по-

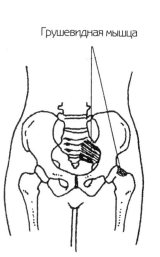

Рис. 4.5. Грушевидная мышца соединяет крестец с большим вертелом бедренной кости.

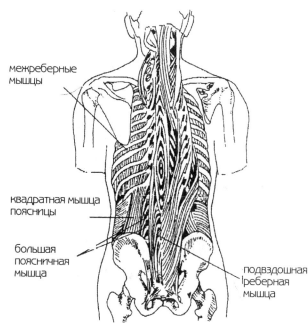

Рис. 4.6. Вид области Даньтяня сзади.

верхностях бедренных костей, рядом с тазобедренными суставами. Поскольку большая поясничная мышца соединяется с малым вертелом спереди внутренней поверхности бедренной кости, сила, приложенная к одному из вертел, будет воздействовать на другое. В области таза имеется несколько мышц, которые одинаковым образом взаимосвязаны с большой поясничной мышцей.

Поясничная мышца, кроме того, что она жизненно важна для динамики тела, играет решающую роль в его энергетике. Поясничная мышца самым тесным образом связана с почками, так как каждая из них расположена непосредственно на передней поверхности соответствующей мышцы по обеим сторонам позвоночника. Здесь поясничная мышца, вместе с квадратными мышцами поясницы образует заднюю стенку брюшной полости. Благодаря постоянному непосредственному контакту с почками они реагируют на тепло или холод в почках и наоборот. Кроме того, уретры, идущие от почек к мочевому пузырю, подвешены на передних поверхностях поясничных мышц, что еще больше укрепляет связь с энергией почек.

Две «большие поясничные мышцы» являются главным элементом поясничного комплекса, на котором фокусируются упражнения До-Ин. Вместе они образуют то, что принято называть просто «поясничной мышцей» — как будто это одна мышца, — потому что они обычно работают как одно целое.

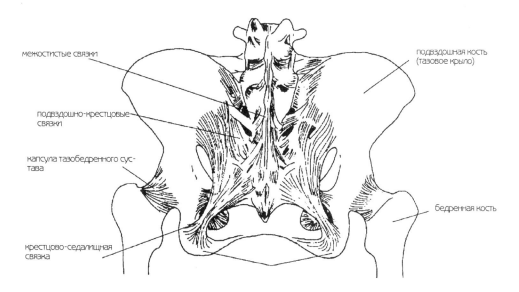

межостистые связки

подвздошная кость (тазовое крыло)

подвздошно-крестцовые связки

капсула тазобедренного сустава

бедренная кость

крестцово-седалищная связка

Рис. 4.7. Вид на куа сзади и входящие в него кости и связки.

В человеческом теле самая большая кинетическая энергия и сила генерируются в тазобедренных суставах, вокруг которых подсоединены поясничные мышцы. Если вы не можете раскрыть «чашу таза» (с подвздошными костями сзади) и научиться уравновешивать обе стороны, сила тазобедренных суставов оказывается очень ограниченной. Это отсутствие осознания и движения приводит также к вторичной потере движения, в результате чего часто ощущается боль в других частях тела вместе с ощущением слабости или бессилия на эмоциональном уровне.

Область паха спереди нижнего котла *Даньтяня* вместе с наклонной частью крестца/копчика образуют крайне важный элемент, носящий название «КУА» (промежность). В движениях До-Ин решающее значение имеет передача идущей от земли энергии от ног к *куа* и, через *куа*, от ног к верхней части тела, и наоборот. Те, кто серьезно работает над собой, старательно выполняют как стоячие позы Цигун, так и упражнения До-Ин, чтобы повысить эффективность настройки своих *куа* на силу и плавно передавать эту силу (как на физическом, так и на тонком уровнях). Трудно переоценить значение занятий До-Ин и приведения в надлежащее состояние комплекса поясничных мышц для развития *куа* — и, конечно, для достижения превосходного здоровья в целом.

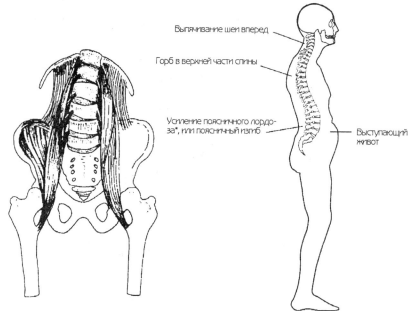

Рис. 4.8. С одной стороны поясничная мышца слишком короткая.

Рис. 4.9. Неправильное согласование поясничных мышц приводит к «круглой спине».

---

*   Искривление позвоночника выпуклостью вперед. — *Прим. перев.*

Когда *Даньтянь* укрепляется и начинает получать достаточно энергии, ощущение и реализация силы создают ощущение здоровья, уравновешенности и чувство слаженной работы тела. Поясничная мышца принимает участие в работе спины, бедер и области таза. Функционируя нормально, она помогает бедрам двигаться вперед, а также поворачиваться в вертлюжных впадинах наружу. Это обеспечивает естественную линию спины и регулирует наклон таза, что является одним из основных факторов, определяющих правильное положение тела.

Она начинает движение, перемещая ноги вперед во время ходьбы, а также в значительной степени определяет положение тела, регулируя наклон таза. Если из-за ненужного или избыточного напряжения поясничная мышца укорачивается, это выводит из равновесия все остальное, приводя к сутулости и «круглой спине». Укороченная поясничная мышца может также потянуть за собой бедренную кость, в результате чего верхняя часть ноги развернется наружу. Чтобы компенсировать этот разворот, поворачивается нижняя часть ноги, что приводит к скручиванию большеберцовой и малоберцовой костей, нарушая их взаимосвязь. Таким образом, подтягивание вызывает скручивание наружу. Такое скручивание часто мешает ровно ставить стопу при ходьбе. Возникающее в результате вращение стопы создает дополнительный источник напряжения и боли во всем теле.

Поясничная мышца может быть слишком короткой с одной стороны туловища, что заставляет ряд мышц с обеих сторон компенсировать одностороннее натяжение. Следствием такой компенсации может явиться плоскостопие, О-образное искривление ног или деформация коленного сустава, слабость голеностопных суставов, спастические боли в своде стопы, наклон таза в одну сторону, боль и ощущение окоченения позвоночника. Натяжение поясничной мышцы может привести к такой жесткости, что бедренные кости не смогут

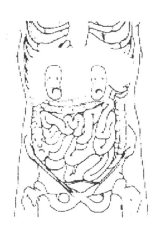 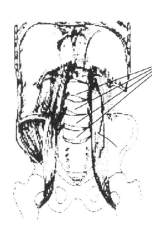

Неправильное положение позвонков — наклон в одну сторону.

Рис. 4.10. Эмоции, воздействующие на почки, влияют и на поясничную мышцу. *Холодная или сократившаяся поясничная мышца оказывает воздействие на почки и служит причиной неправильного положения позвонков.*

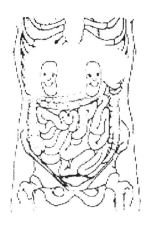 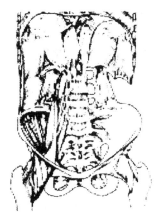

Рис. 4.11. Поясничная мышца как выступ, поддерживающий органы, расположенные внизу... находится позади Даньтяня, рядом с почками... счастливыми, надежными органами. Выполнение упражнений До-Ин помогает согреть и обеспечить энергией почки, поясничные мышцы и область поясницы.

поворачиваться надлежащим образом и при вращении в вертлюжных впадинах будут стачиваться.

Когда поясничная мышца расслаблена и длина ее соответствует норме, она служит поддерживающим выступом для органов, которые находятся в нижней части брюшной полости. Поясничная мышца расположена рядом с почками. Все эмоции, которые оказывают влияние на почки, влияют и на поясничную мышцу. В китайской медицине почки связывают со стихией *Воды*, они поддаются воздействию холода, страха или испуга. Все это оказывает охлаждающее воздействие на почки, поясничную мышцу и даже на нижнюю часть спины. Со временем эти эмоции могут запереть нижнюю часть спины и поясничную мышцу. И наоборот, охлаждение или сжатие поясничной мышцы может вызвать неблагоприятные реакции в почках. Как поясничная мышца, так и почки положительно реагируют на тепло.

Почки и сердце тоже связаны между собой. Когда сердце перегревается, почки высыхают. Когда сердце слишком холодное, почки замерзают. Что бы вы ни делали, поведение сердца и почек будет соответствовать вашим действиям. Негативное состояние, возникающее в результате взаимодействия сердца и почек, будет сказываться на поясничной мышце и наоборот. Первое, чему учат упражнения До-Ин, — это успокоение тепла сердца и перикарда и поднятие *Инь* воды из почек и *Бурлящих родников* вверх. Когда сердце и почки уравновешены, поясничная мышца расслаблена. См. иллюстрацию эмоционального уравновешивания, приведенную на следующей странице (рис.4.12).

Кроме того, поясничная мышца с помощью фасций физически связана с диафрагмой. Один слой фасций диафрагмы спускается вниз и соединяется с поясничной мышцей. Поэтому, когда в нижней части спины мышцы уплотняются или сокращаются, это сказывается на диафрагме и нам становится трудно дышать. Если поясничная мышца податлива, человек может дышать глубже и

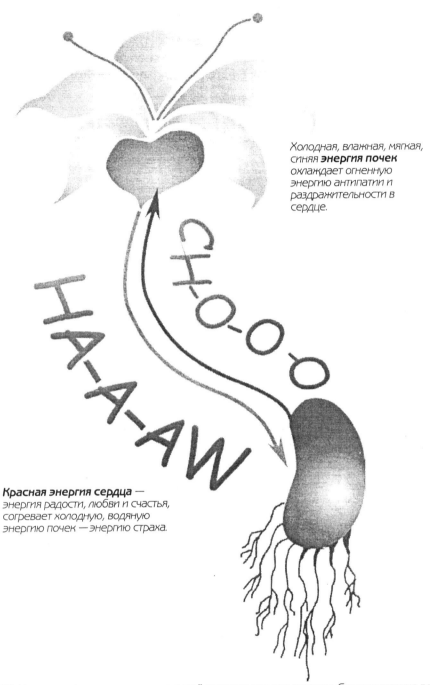

Холодная, влажная, мягкая, синяя **энергия почек** *охлаждает огненную энергию антипатии и раздражительности в сердце.*

Красная энергия сердца — *энергия радости, любви и счастья, согревает холодную, водяную энергию почек — энергию страха.*

Рис. 4.12. Уравновешивание эмоциональной энергии сердца и почек. *Сопровождение во время выдоха внутренними звуками органов, ХУУУУ для почек и ХХХААААА для сердца. Это взято из медитативной практики Космических Исцеляющих Звуков и является частью Медитации Лотоса, описанной в главе 6.*

использовать силу диафрагмы для поддержания движений и для улучшения связи между нижней и верхней частью тела.

Понятно, что поясничная мышца требует от нас внимания и осознания, чтобы наши ежедневные занятия способствовали ее укреплению, удлинению и уравновешиванию. Упражнения До-Ин помогают осознавать поясничную мышцу и обеспечивать ее хорошее состояние, в результате чего мы также лучше осознаем центр своего тела и формируем *Второй мозг*. Равновесие и гармония в области поясничной мышцы обеспечивают развитие внутренней силы, укрепляют душу и повышают качество всей нашей жизни.

4.4. Диафрагма

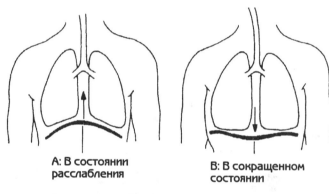

A: В состоянии расслабления

B: В сокращенном состоянии

Рис. 4.13 А и В. Диафрагма:

А — в расслабленном состоянии, выпуклостью в сторону сердца и легких.

В — сокращаясь и прогибаясь вниз, диафрагма массирует желудок, кишечник, печень, поджелудочную железу и почки.

Диафрагма представляет собой перегородку, состоящую из мышц и сухожилий, которая отделяет грудную полость от брюшной. Это «пол» грудной полости и «потолок» брюшной. Со всех сторон она соединена с нижними ребрами и с поясничной частью позвоночника. Во время выдоха диафрагма расслабляется и приобретает куполообразную форму, выпуклостью в сторону легких и сердца, поднимая эти органы и обеспечивая им опору. Когда во время вдоха диафрагма прогибается вниз, она давит на органы брюшной полости, заставляя переднюю стенку брюшной полости выпячиваться наружу. Это ритмичное надавливание на органы внутри брюшной полости оказывает на желудок, кишечник, печень, поджелудочную железу и почки мягкое массирующее воздействие. Поднимая сердце и раздувая огонь пищеварения и обмена веществ, мышца диафрагмы играет важную роль в поддержании нашего здоровья и жизненных сил — роль, о которой мало кто знает.

При работе над созданием *«Пустой силы»* в сочетании с До-Ин происходит дальнейшее развитие этого естественного дыхательного движения — расслаб-

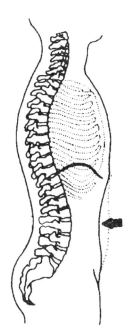 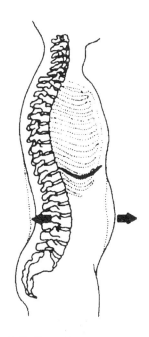

Рис. 4.14. Выдох. *Движения живота и диафрагмы при выдохе: внутренние органы поднимаются и живот становится плоским.*

Рис. 4.15. Вдох. *Внутренние органы испытывают давление сверху, живот расширяется, выпячиваясь наружу.*

ления и сокращения диафрагмы вместе с расширением и сокращением стенки живота. Втягивая живот и задерживая дыхание на выдохе, мы тем самым заставляем двигаться захваченные газы и застоявшуюся в брюшной полости *Ци* и создаем вакуум, что приводит к возникновению всасывающей силы. Задержка дыхания на выдохе и перемещение диафрагмы вверх-вниз обеспечивает усиленный массаж внутренних органов. В движениях До-Ин сила пустоты используется также для того, чтобы помочь направить *Ци*.

Диафрагму называют «Духовной мышцей». Процесс дыхания обеспечивает введение важной жизненной энергии, *Ци*, которая течет через тело. На этом более тонком внутреннем уровне дыхание означает дух и является звеном, связывающим тело и душу. Большинство недомоганий и болезней тела и ума начинаются с блокирования дыхания. Упражнения До-Ин направляют энергию на расслабление диафрагмы, устраняют блокировку и восстанавливают плавное течение внутренней энергии.

Дыхание облегчает течение внутренней жизненной энергии в теле; этот процесс является неотъемлемой частью процессов, которые обеспечивают наше здоровье. Стоит заблокировать эту силу, эту энергию дыхания, и человек заболевает. В даосской практике внутренний аспект дыхания, инстинктивное дыхание, считается наиболее важной составляющей и носит название «ци»[2]. В **Международном Исцеляющем Дао** мы часто обращаемся к этому внутреннему компоненту дыхания как к «тонкому дыханию», или «электрическому дыханию», в отличие от внешнего аспекта — вдыхания кислорода через нос в легкие. До-Ин — это практика дыхания и перемещения жизненной энергии.

Стресс и урегулирование эмоционального состояния оказывают глубокое влияние на дыхание. При стрессе дыхание задерживается и возникает застой. Диафрагма становится плотной и жесткой, дыхание происходит рывками, за счет движения ребер вверх-вниз. Когда мы всерьез расстроены, мы утрачиваем плавное, ритмичное дыхание, каким оно бывает при расслабленной диафрагме. Отдых и расслабление восстанавливают это ритмичное дыхание, но, подобно другим мышцам нашего тела, диафрагма в конце концов перенапрягается.

Согласно Дао, **токсином номер один в нашем теле являются отрицательные эмоции**. Нам необходимо преобразовывать непродуктивные отрицательные эмоции в положительные и действенные. Диафрагма реагирует на стрессы негативно. Когда человек находится в состоянии стресса, дыхание становится стесненным. До-Ин и внутренняя улыбка — это способ преобразовать стресс в энергию, а негативное в позитивное.

Основным источником энергии в нашем теле является сжигание глюкозы. Источником глюкозы служат употребляемые нами в пищу углеводы, обычно составляющие 70 процентов нашего рациона. Эти углеводы, расщепляясь, образуют глюкозу, которая дает нам энергию. Побочным продуктом этого процесса является двуокись углерода, от которой мы освобождаемся в процессе дыхания. Правильное дыхание позволяет удалить из организма 70 процентов всех токсинов. Но, к сожалению, большинство из нас не умеют правильно дышать. Научившись дышать так, как нужно, мы отдаем двуокись углерода природе, растениям, которые питаются токсинами нашего тела и взамен снабжают нас кислородом.

Если мы не освобождаем диафрагму и остальные мышцы, наше дыхание получается неполным, в результате чего токсины накапливаются в суставах, приводя как к суставным, так и к мышечным болям. Накопление токсинов делает суставы и сухожилия жесткими. Упражнения До-Ин предназначены для того, чтобы помочь суставам, сухожилиям и мышцам освободиться. После выполнения каждого движения очень важно отдохнуть и направить дыхание в ту область, где вы ощущаете напряжение. В итоге вы почувствуете, как токсины покидают тело. Очень важно, чтобы в периоды отдыха вы *направляли* свою энергию, именно поэтому подобные упражнения названы *До-Ин*.

Глава 5

Сознание Даньтяня: Второй мозг

Kроме той важной роли, которую играет *Даньтянь* как центр управления механикой физического тела, он является хранилищем еще более ценного сокровища, неизвестного западному миру, впрочем, как и большей части остального мира: нашего *ВТОРОГО МОЗГА*. Тем, кто занимается Цигун, *Тайцзи*, боевыми искусствами и различными *Ци*-медитациями или оздоровительными практиками, часто приходится слышать напоминание: «Осознавай свой *Даньтянь*». Но все ли понимают смысл предписания всегда осознавать свой *Даньтянь*? По-видимому, нет. Кроме того, используем ли мы *Второй мозг* так часто, как мы могли бы это делать? Безусловно, нет.

Можем ли мы, пользуясь западными представлениями, действительно понять предписание «Осознавай свой *Даньтянь*» как путь развития сознания и осознания, что-то вроде обучения мозга в брюшной полости, в нашем *Даньтяне*? Вероятно, нет. Во всем мире существуют учреждения, развивающие мозг, который находится в голове. Это хорошо. Но что можно сказать о развитии *Второго мозга*, расположенного в брюшной полости? Я даже не уверен, смогу ли точно описать его, пользуясь западными понятиями, хотя именно этим я занимаюсь всю свою жизнь, когда обучаю людей даосским практикам.

5.1. Личное раскрытие

Я вдруг пришел к пониманию некоторых вещей, столь простых и столь важных, что намерен поделиться этим своим пониманием с вами. Это началось в 1994 году в Лос-Анджелесе, когда психолог лос-анджелесской больницы д-р Ронда Джессум захотела меня обследовать. Я согласился, но в тот раз приборы смогли мне рассказать не слишком много. Однако обнаружилось, что во время медитации *Внутренней Улыбки* колебания моего мозга были весьма ослаблены и в то же время бета-излучения активизировались и достигали очень высокого уровня. Это означало, что я мог бы вести машину, а мой мозг в это

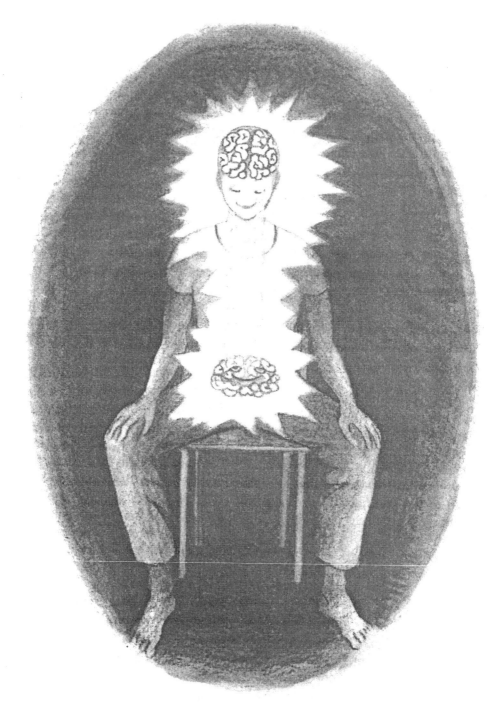

Рис. 5.1. Второй мозг и Даньтянь.

время мог отдыхать или спать. Люди, проводившие обследование, заинтересовались: «Послушайте, как вы это делаете?» Я ничего не понимал — мне самому это еще не было ясно.

Потом меня пригласили пройти обследование в Европе, в Институте прикладной биокибернетики и исследований обратной связи. Мое имя было здесь известно, так как я долго преподавал в Европе. В Венском институте, готовившем спортсменов высшего класса, одном из крупнейших институтов этого профиля, было разработано устройство, позволяющее измерять потенциальную энергию мозга, которая представляет всю энергию тела. По утверждениям врачей, это служило для Запада доказательством того, что *Ци* есть энергия, жизненная сила, циркулирующая в теле. Этот прибор обнаруживает ее в мозге и показывает, каким количеством потенциальной энергии обладает ваш мозг. Он также определяет, каким количеством энергии вы располагаете на целый день. Кроме того, прибор показывает, насколько ясен ваш ум и сильно ваше тело. Эти приборы использовались при обследовании спортсменов.

Мне это было интересно, поскольку энергия, которую я описываю во время своих занятий, и есть именно то, что они измеряют, проводя свои обследования. Я отправился в институт и принял участие в обследовании. Вскоре после того, как я начал посылать *Внутреннюю Улыбку* в область брюшной полости, человек, снимавший показания, сказал: «Колебания вашего мозга затихают и успокаиваются — ваше состояние близко к состоянию сна». Одновременно значительно снизилось мышечное напряжение, частота пульса и сопротивление кожи. После этого я стал увеличивать энергию, идущую к мозгу, и они действительно увидели, что энергия заполняет мозг. Когда мы думаем, волнуемся, испытываем гнев, стыд или чувство вины, уровень энергии мозга снижается и мозг лишается энергии. «Эй, это как раз то, что мы ищем!» — воскликнул пораженный исследователь.

На вопрос, что я в этот момент делал, я ответил: «Я посылал улыбку в свой живот». Исследователи продолжали разговаривать со мной и задавать мне вопросы. Они обнаружили, что мозг, расположенный в голове, вообще не отличался активностью. Он был спокоен и находился в состоянии полного отдыха. Но как мне удавалось отвечать на их вопросы? Они говорили: «Смотрите, Мастер Чиа разговаривает с нами во сне! Как он может разговаривать с нами, когда он спит?»

После этого я сказал: «О, теперь я понимаю». Ведь через всю практику Дао проходит предписание «развивать *Второй мозг* для того, чтобы научиться использовать его. Западу потребовалось много времени, чтобы это понять. Мне это стало ясно, когда в «*New York Times*»[3] появилась статья «Скрытый мозг в кишках». Вы можете чувствовать себя несчастным, можете быть счастливы, можете испытывать все виды чувств. Но, как следует из этой статьи, они обнаружили, что этот «мозг в кишках», эта «брюшная нервная система», также может выполнять множество функций. Авторы статьи пишут, что этот мозг в кишках может посылать и получать импульсы; он может регистрировать впечатления и реагировать на эмоции. Итак, он действительно подобен мозгу. Согласно этой статье, было установлено, что толстый и тонкий кишечник содержат те же нейроны, что и клетки мозга. После статьи в «*New York Times*» была опубликована книга «*Второй мозг*»[4].

Могу добавить, что в настоящее время медицинская наука начинает открывать сознание в сердце. Ученые обнаружили, что сердце может полностью регистрировать событие и что оно обладает собственным мозгом. Была написана новая книга, которая называлась «*Код сердца*»[5]. Автор ее, врач, установил, что люди, перенесшие трансплантацию сердца, испытывают эмоции, пережитые донором. Они действительно чувствуют то, что чувствовал донор. Описан случай, когда пациенту досталось сердце зверски убитого мальчика, причем убийца не был известен. Сердце оказалось в полном порядке, и его пересадили другому мальчику. После этого мальчика стали преследовать кошмары: он видел, как кто-то его убивает. Он даже мог описать, как выглядит убийца. Наконец мать повела мальчика к психиатру, а тот обратился в полицию. Мальчик дал полиции точное описание человека, являвшегося ему в кошмарах, и по этому описанию был составлен портрет убийцы. Располагая полученной от мальчика информацией, полиция смогла арестовать преступника. Впоследствии, поставленный перед фактом, этот человек вынужден был признаться, что мальчика убил он. Описанный случай послужил для медиков, а также для всех остальных доказательством того, что сердце может регистрировать и запоминать все подробности события.

На второй странице статьи, опубликованной в «*New York Times*», сказано, что нейроны обнаружены даже в толстом кишечнике. Возник вопрос: можно ли его обучить? На это я ответил: «Еще 4700 лет назад даосы говорили: обучайте все органы. Учите их, как делать разные вещи».

Когда вы не используете головной мозг, вы можете дать ему отдых — и пользоваться мозгом в кишках. Почему это так важно? Потому что головной мозг — это мозг обезьяны, наделенный вечно сомневающимся, недоверчивым умом, который постоянно испытывает стыд или чувство вины. Он беспрестанно думает. Он вечно беспокоится, что-то подсчитывает или обдумывает сногсшибательные поездки — он делает это никогда не останавливаясь. Чтобы быть Богом, вы должны отпустить прошлое и сделать свой ум пустым. Мы живем в эпоху информации: что-то в него залетело — и мы думаем. Это может быть одно слово, а мы будем обдумывать его часами! Стоит кому-нибудь сказать вам что-то обидное, и вы три дня и три ночи думаете: «Как мне ему отомстить? Ну как мне ему отомстить?»

Ученые установили, что, когда люди слишком много волнуются, думают, планируют и т. п., мозг действительно расходует массу энергии. Люди бывают разными — некоторые относятся к полностью физическому типу, они используют очень мало энергии мозга, зато их физическое тело расходует энергию в большом количестве. Но большинство людей думает, думает и думает. Мозг, который находится в голове, может использовать до 80% энергии человека (это не точная цифра, но она хороша для сравнения). В результате для всех остальных органов остается только 20%.

Согласно статье о мозге в кишках, было обнаружено, что головной мозг и мозг в кишках могут выполнять некоторую сходную работу. Например, «кишечный мозг» — это достаточно эмоциональный и чувствующий мозг. На Западе существуют выражения «Я это нутром чую», «Мне это не по нутру»*. Почему люди ссылаются на свои внутренности? Очевидно, в них возникают какие-то чувства. Очень интересно то, что вся практика Дао — это чувствование, осознание и сознание с использованием этих самых кишок для того, чтобы чувствовать, осознавать и сознавать.

Вы можете дать отдохнуть или побездельничать мозгу в голове, используя «мозг в кишках». Это первый шаг. Первое, чему мы учимся в Дао, — это прощать и освобождаться от прошлого. Когда мы продолжаем помнить прошлые отрицательные эмоции, мы перестаем видеть истину. Освободиться от прошлого — значит сделать свой ум пустым и использовать ум в брюшной полости: осознание и сознание. Интересный момент на пути Дао: этот «кишечный мозг» может выполнять множество простых функций, подобных функциям головного мозга. В том, что касается чувств и осознания, он функционирует подобно нашему «правильному мозгу». Однако для выполнения сложных функций — размышлений, построения планов или вычислений — мы должны использовать мозг, который находится в голове. Мы должны использовать мозг в голове для выполнения функций «левого мозга».

В своей повседневной жизни для сознания, осознания и чувствования мы прибегаем либо к мозгу в кишках, либо к мозгу в голове. Когда мы меньше загружаем верхний мозг, он заряжается большим количеством энергии и его возможности увеличиваются — как и возможности тела. Вот почему даосы

---

* В аналогичных английских выражениях прямо используется слово «кишки», «пищеварительный канал» — «Я чувствую вас своими кишками». — *Прим. перев.*

говорят, что нужно тренировать «мозг в кишках», чтобы иметь возможность использовать его тогда, когда мозг в голове отдыхает. Когда головной мозг отдыхает, он может перезаряжаться: мозг восстанавливается и получает поддержку. Он получает возможность выращивать новые клетки. Чем больше заряжен мозг, тем больше у нас энергии для творчества или любого дела, на которое мы хотели бы ее израсходовать. Если мы захотим, мы можем использовать ее на развитие своей высшей духовной сущности.

Понятно, что за работу, которую может выполнить как головной мозг, так и «кишечный», в первом случае вы платите восемьдесят долларов, тогда как во втором — только двадцать. Так каким же из них вы захотите воспользоваться? Нет, конечно же, вы не настолько глупы, чтобы за ту же работу платить более высокую цену. Но в обычной жизни мы не знаем, как это сделать. Мы всегда эксплуатируем этот мощный, этот высокооплачиваемый мозг. И продолжаем использовать и использовать его до тех пор, пока энергия мозга не израсходуется полностью — нет больше энергии. Когда вы доходите до определенного уровня, мозг оказывается пустым. Измерения энергии мозга являются не только показателем уровня умственной энергии, они также показывают состояние энергии во всем теле, а также духовной энергии.

Когда я посылаю улыбку вниз, колебания мозга очень быстро затухают — и преобразованная энергия из *Даньтяня* и внутренних органов заряжает головной мозг! Просто изгибая мышцы лица так, как мы это делаем во время настоящей улыбки, мы можем оказывать на нервную систему то же воздействие, какое оказывает естественное спонтанное чувство. Воспользовавшись преимуществами этого «встроенного» в человека механизма, мы действительно можем расслабиться и почувствовать себя счастливыми. Это естественно. *Просто делайте это!*

Умение посылать улыбку в брюшную полость и поддерживать осознание расслабленности и улыбки в *Даньтяне* является первым шагом в развитии *ВТОРОГО МОЗГА*! Задумайтесь над этим: просто осознание и сознание могут изменить установки и эмоции, заключенные в ДНК.

Помните:

Первое — «Освободи свой ум, передав его содержимое в *Даньтянь*, и наполни *Даньтянь Ци*».

Второе — «Когда твой ум пуст, он наполнится!»

Это означает, что, если в органах тела имеется избыточная энергия, эта избыточная энергия поднимется и заполнит мозг *Ци*.

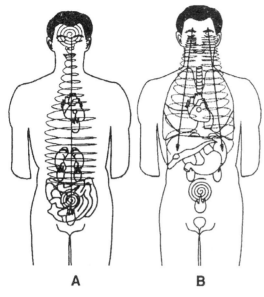

Рис. 5.2. Из мудрости практики Цигун.

А: Преобразованная в сердце и тонком кишечнике Ци будет подниматься и заполнять переднюю часть центральной области мозга.

В: Когда ум пуст, преобразованная энергия из всех внутренних органов может заряжать мозг Ци.

A   B

5.2. Практика

Доказано, что тело может научиться новым движениям или усовершенствовать привычные только с помощью физических упражнений. Например, движения таза нельзя отделить от движений позвоночника только с помощью мыслей, команд или визуализации. Прежде чем мы сможем понять, что подразумевается под таким движением, мы должны осуществить его на практике, начав с вращения верхней части туловища вместе с поясничными позвонками, потом перейдя к грудным позвонкам и наконец к шейным.

Чтобы мы могли изучить новое движение, должна установиться связь между нервной системой и мышцами, или между той частью мозга, которая управляет движениями, и теми частями тела, что должны двигаться. Как и у ребенка — изучение нового движения требует времени, интереса, концентрации и повторений. Посмотрите на ребенка, который учится ползать. Сначала он целыми днями раскачивается, стоя на руках и коленях и не продвигаясь ни на дюйм. Ребенок развивает мышцы и координацию, которые необходимы для того, чтобы передвинуть вперед ногу или руку и не упасть при этом лицом вниз. Ему не раз приходится падать, он устает, расстраивается, плачет. После повторных попыток, на которые уходит много дней, небольшая часть задачи наконец оказывается завершенной. Скорее всего, только самые внимательные родители осознают, какую великую задачу он решает. Потом приходит время передвигать другую руку или другую ногу. Каждый новый элемент движения должен изучаться постепенно, потому что каждый из них крайне важен для всего движения в целом.

Рис. 5.3. Спинной мозг и Ци.

Концентрация костного мозга в костях позвоночного столба значительно превышает концентрацию костного мозга во всех остальных костях тела. Межпозвоночные диски накапливают Ци. Нервы спинного мозга образуют путь для движения энергии земли и сексуальной энергии вверх к голове[6].

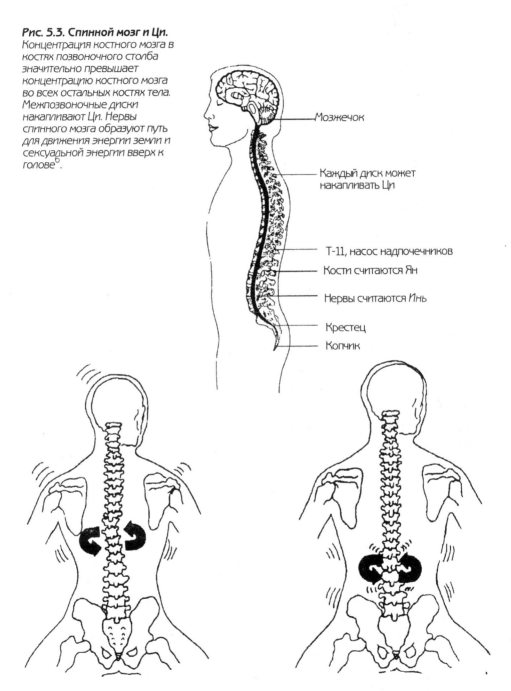

Мозжечок

Каждый диск может накапливать Ци

Т-11, насос надпочечников

Кости считаются Ян

Нервы считаются Инь

Крестец

Копчик

Рис. 5.4. Движения позвоночника: Череп, 24 позвонка, составляющих позвоночник, крестец и копчик. Осознавайте каждую отдельную область движений.

Когда мы учимся изменять какое-то из своих движений, полезно вспомнить о терпении и настойчивости ребенка, который интуитивно мелкими шагами приближается к постижению каждого нового действия. Чтобы добиться движения поясничной части позвоночника при неподвижной шее и плечах, требуется такое же систематическое обучение, позволяющее накапливать приобретаемый опыт. Мы должны быть способны почувствовать, где в нашем теле находятся поясничные позвонки, и открыть для себя, какие движения возможны в этой области. Сначала прощупайте поясничную часть своего позвоночника руками. Прочувствуйте пальцами каждый костистый отросток. Найдите промежутки между позвонками. Обратите внимание на их форму, а также на ощущения, которые возникают в вашем теле, когда вы исследуете эту область. Не снимая рук, начинайте делать вращательные движения этой частью позвоночника, и посмотрите, можете ли вы добиться движения данной области отдельно от остальной части позвоночника. Все внимание и всю силу осознания направьте на эту часть своего тела. Концентрируйтесь на движении поясничной части при отсутствии движения остальных частей позвоночника.

Начинайте экспериментировать, стараясь определить, какие движения возможны для вашей поясничной области. Можете ли вы перемещать один позвонок отдельно от остальных? Можете ли вы перемещать позвонок вперед, в направлении своего пупка? Или перемещать позвонок назад? Попытки совершать движения теми частями тела, на которых вы не фокусировались раньше, иногда приводят к разочарованиям и дискомфорту. Следите за тем, какие у вас возникают эмоции, когда вы фокусируетесь на скручивании поясничной части влево или вправо, не изменяя перед этим положения плеч или головы.

Существуют основательные причины, побуждающие нас вначале совершить движение плечами или головой. Наша нервная система настроена на то, чтобы поворачивать туловище туда, куда ведут нас глаза, так, чтобы мы могли видеть, куда идем. Поэтому, если мы хотим, чтобы движение начиналось с поясничной части позвоночника, мы должны научить свою нервную систему вести себя иначе. Такой перенастройки можно добиться только с помощью медленных, мягких, повторяемых движений, потому что двигаться первой должна научиться лимбическая система мозга. Этот «задний мозг», как его иногда называют, представляет собой очень сложную систему, которая относительно медленно обучается новым движениям. Однако если вы, повторяя простые новые движения, будете постепенно тренировать нервы этого мозга, вы обнаружите, что это будет даваться вам все легче и легче.

Найдите время для изучения приведенных в этой книге упражнений. Всякий раз, прочтя новые указания, обдумайте движение, которое вам предстоит выполнить. Проделайте его вначале мысленно. Старайтесь делать понемногу за один раз и хорошо изучите каждый раздел, прежде чем перейти к следующему. Наблюдайте себя в зеркале или попросите кого-нибудь следить за вами, чтобы вы могли быть уверены, что ваше физическое тело действительно делает то, что просит делать его ваш мозг. Помните, что для изменения старых, укоренившихся шаблонов движений требуется совсем немного практики. До-Ин можно заниматься понемногу каждый день или через день. Вначале не усердствуйте, делайте то, что вам кажется приятным для вашего тела. В итоге вы сможете выполнять несколько раз в неделю всю программу До-Ин или делать те упражнения, которые вам кажутся подходящими в данный момент.

Ключом для всего является осознание. Полностью осознавайте каждое движение. Не забывайте посылать улыбку в свой нижний *Даньтянь*, так чтобы ваш *Второй мозг* также мог чувствовать и изучать ваши новые схемы движений. Обращайте внимание на то, насколько более полным станет ваше кинестетическое ощущение этой области после того, как вы повторите упражнение несколько раз. Кроме того, вы увидите, что всякая дополнительная попытка чуть-чуть приближает вас к достижению цели. Такой подход непременно ускорит ваше движение вперед, и ваши ощущения До-Ин станут доставлять вам больше удовольствия.

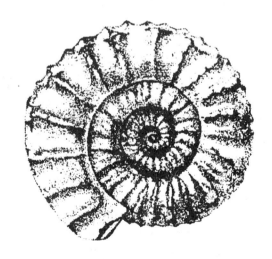

導引

Часть II

Упражнения

Часть II

Упражнения До-Ин

Подготовка

Начните с подготовки места, где вы будете заниматься. Желательно использовать тихую комнату и отключить телефон, чтобы вас не могли побеспокоить. Температура должна вызывать чувство комфорта, а освещение быть мягким и приятным для глаз. Хорошо было бы установить на полу большое зеркало — тогда вы сможете следить за своими позами и за своими успехами. На пол положите коврик для занятий, слабо набитый матрац или свернутое одеяло, обеспечив себе достаточно пространства, чтобы вытянуться. Самое главное, чтобы все было как можно более удобным, — это даст вам возможность во время выполнения упражнений расслабиться и получить больше удовольствия.

Отведите для занятий удобное время, когда вы действительно можете отложить все дела в сторону. Пусть это будет временем, которое вы посвящаете себе — минут шестьдесят на каждое занятие. Многие считают, что упражнения лучше делать утром. Это действительно замечательное начало дня. Второе подходящее время — вечер, через час или два после раннего легкого ужина. Когда бы вы ни занимались, выждите по меньшей мере час после еды. Прежде чем начать, освободите мочевой пузырь и кишечник, если в этом есть необходимость. Одежда должна быть легкой и удобной, обувь и носки нужно снять.

Описанные в главах 6—10 этой книги позы и движения До-Ин разделены на пять комплексов. Они начинаются с основного дыхания с упором на ключевые части тела. Каждый комплекс содержит около десяти упражнений, где каждое последующее основывается на предыдущих. **Изучать их лучше всего в приведенном порядке**. По мере освоения упражнений, описанных в последующих главах, у вас может появиться желание выполнять по очереди в разные дни некоторые из тех, что описаны в главах 6 и 7. Фаза обучения требует времени. Приобретя опыт, вы сможете разработать собственную стратегию проведения занятий. В конце концов вы приобретете достаточную сноровку, и все пять комплексов будут занимать у вас не более часа. Все вместе они открывают все тело и обеспечивают его энергией.

Наиболее важный аспект практики До-Ин — получение удовольствия. Не забывайте об этом, когда вы занимаетесь: *улыбайтесь себе, посылайте улыбку своему Второму мозгу*, обитающему в *Даньтяне*, и всем частям тела, которыми вы совершаете движения.

Общие указания

- **УЛЫБАЙТЕСЬ.** Перед, во время и после выполнения упражнения улыбайтесь. ***Международное Исцеляющее Дао*** придает большое значение влиянию глубоких лицевых мышц за нашей искренней, любящей улыбкой. На состояние мышц «любящей улыбки» реагирует гипофиз, который включает парасимпатическую нервную систему (реакция расслабления). Во время этого процесса напряжение трансформируется в «жизненную энергию».

- **ОСВОБОДИТЕ УМ.** Когда ощущения улыбки освещают ум и оживляют лицо, направьте свой улыбающийся ум во *Второй мозг*, который находится у вас в *Даньтяне*.

- **ДЫХАНИЕ ЧЕРЕЗ ДАНЬТЯНЬ.** Дышите с помощью *Даньтяня*: поднимая и опуская живот, дыхание обеспечивает «духовная мышца», диафрагма.

- **МЕЖДУ ДВИЖЕНИЯМИ ОТДЫХАЙТЕ.** В каждом из упражнений имеется как активная фаза движения, так и пассивная фаза наблюдения — *Ян* и *Инь*. Делайте между движениями паузу и отдыхайте. Во время фазы *Инь* мозг признает непосредственную пользу от упражнения, а неподвижное, отдыхающее тело ее усваивает. Физические и эмоциональные напряжения расслабляются, организм освобождается от токсинов, а *Ци* лечит и освежает ту область тела, куда направлен золотой свет улыбки, который дает вам энергию.

- **Время от времени ВЫПОЛНЯЙТЕ ПОЛНОЕ ДЫХАНИЕ ЧЕРЕЗ ДАНЬТЯНЬ.** (стр. 74—81) Во время отдыха вдыхайте через макушку, посылая воздух к основаниям пяток и уравновешивая тепло и холод.

- **Время от времени ВЫПОЛНЯЙТЕ МЕДИТАЦИЮ ЛОТОСА** (стр. 89—90). Во время отдыха медитируйте на Лотосе и на гармоничном уравновешивании энергии воды почек и энергии огня сердца.

- **НАЧИНАЙТЕ ИЗ ДАНЬТЯНЯ.** Большинство движений начинайте из *Даньтяня*, от его задней поверхности, которая находится в области поясницы. Не начинайте с головы. Слегка подтяните подбородок, чтобы закрыть шею, вынуждая голову следовать за ним.

☯ **БУДЬТЕ МЯГКИМ И ГИБКИМ.** Растягивая тело, вы должны чувствовать растяжение, но не заходить слишком далеко. Попытка «втиснуть» свое тело в эти позиции или растянуть его до них не принесет вам пользы. Почувствовав боль, отступите, пока не вернетесь в свою зону комфорта. Отдохните и откройте свое тело, чтобы глубже войти в позицию. Создавайте силу с помощью искусной внутренней работы над своей телесной структурой. «Не слишком много и не слишком мало. Ах-х-х! Это *ДАО!*»

☯ **ЗОЛОТОЙ СВЕТ, ДАРЯЩИЙ ЭНЕРГИЮ.** Во время отдыха вдыхайте Золотой Свет, который дает вам энергию, и выдыхайте мрачную, серую, использованную, несвежую, больную энергию. Энергия следует за нашим вниманием; поэтому мы посылаем улыбку именно в те участки тела, на которые воздействует данное упражнение. Например, улыбнитесь поясничной мышце, и энергия Золотого Света потечет в эту мышцу.

☯ **ПРЕЖДЕ ЧЕМ ПРИСТУПИТЬ К НОВОМУ УПРАЖНЕНИЮ ДО-ИН.** Прежде чем приступить к новому упражнению До-Ин, прочитайте описание упражнения от первого слова до последнего и внимательно изучите иллюстрации.

☯ **НАСЛАЖДАЙТЕСЬ!**

Глава 6: Комплекс 1

Создание фундамента: сознательное дыхание, уравновешивание энергии, приведение в надлежащее состояние позвоночника и поясничной мышцы

Краткое описание комплекса. Практики, рассматриваемые в этой главе, служат фундаментом, на котором строятся все упражнения, описанные в последующих главах. Первое упражнение, «Полное дыхание тела», используется для расслабления и успокоения тела, так что выполняемые после него физические упражнения принесут вам больше пользы. Оно развивает умение дышать сознательно, дышать Светом и направлять через тело едва уловимую электрическую энергию. Это очень важный аспект практики, ее пассивной фазы отдыха между физическими усилиями и движениями.

Что касается телесной структуры, то особое внимание уделяется приведению в надлежащее состояние позвоночника и поясничной мышцы, столь важных для всего тела, и их переобучению. С точки зрения энергетики, эти упражнения помогают уравновешивать энергии *Огня* и *Воды* в сердце и почках, что оказывает очень сильное воздействие на поясничную мышцу (и наоборот). Это уравновешивание энергии достигается благодаря комбинации упражнений, дыхания и медитации.

Благодаря этой практике вы постепенно развиваете *И* и создаете *Второй мозг* в *Даньтяне*, который находится в нижней части брюшной полости.

6.1. ПОЛНОЕ ДЫХАНИЕ ТЕЛА

6.2. РЕКА ТЕЧЕТ В ДОЛИНУ

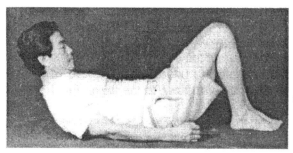

Рис. 6.2.2. *Река течет в долину.*

Все упражнения Комплекса 1 начинаются из положения лежа на спине.

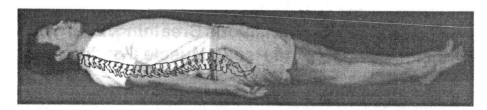

Рис. 6.0. Исходное положение: *Лежа на спине. Естественная кривизна позвоночника.*

6.1.Полное дыхание тела

Упражнения До-Ин всегда начинаются с дыхания. Работа с дыханием составляет неотъемлемую часть всей практики. Дыхание — надежный проводник в движении вглубь: вглубь тела и вглубь растяжения. Оно является мостом, который связывает тело с умом, а ум с духом. До-Ин — это подвижная медитация, объединяющая все части нашего существа в единое целое.

Управляющим и координирующим центром тела, обеспечивающим плавное объединение всех этих функций тела, служит *Второй мозг*, который находится в *Даньтяне*. Развитие этого висцерального мозга — нашего «кишечного» мозга, который обладает способностью чувствовать и может достичь высокого уровня осознания, — приятная и очень важная часть практики До-Ин.

1. Вначале, ощущая улыбку на лице, освободитесь от напряжения в области лба и челюстей и добейтесь, чтобы кожа лица стала мягкой.

2. Направьте эту спокойную улыбку в сердце и осознайте любовь, радость и счастье. Освободите мозг и сердце, направив их содержимое в нижний *Даньтянь* (часть брюшной полости, которая находится ниже пупка).

3. Сохраняйте ощущение улыбки в нижнем *Даньтяне* и продолжайте проверять себя, чтобы быть уверенным, что вы поддерживаете там спокойное улыбающееся осознание. Это поможет вам координировать дыхание с правильным выполнением упражнений.

Только после того, как полнота дыхания будет ощущаться во всем теле, переходим к растяжению. Мы начинаем с дыхания потому, что все приведенные в этой книге упражнения основаны на сочетании дыхания, движения и гибкости. Как правило, движения начинаются с выдоха, а период отдыха начинается на вдохе. Продолжайте сознавать свое дыхание на продолжении всех последовательностей движений. Напоминайте себе о необходимости мягко прикрыть губы, а вдох и выдох осуществлять через нос.

С естественным дыханием не ассоциируются никакие цвета. Такое дыхание мы называем «привычным». Когда вы, отправившись в лес, продолжаете дышать таким образом, это все равно что «использование неэтилированного бензина» — шаг вверх от городского воздуха, но еще не вершина. Когда вы научитесь вдыхать Золотой Свет, вы начнете добавлять в свою систему «высокооктановое топливо». Улыбайтесь своим легким и мысленно представляйте, как во время вдоха вы соединяетесь с улыбающимся золотым солнечным светом и в процессе дыхания втягиваете этот свет в свое тело. Этот процесс помогает объединить ум и тело.

Делая выдох, визуализируйте мрачно-серый цвет, покидающий тело. Осознайте свои легкие и почувствуйте, как они без напряжения освобождаются от всего содержавшегося в них воздуха. Постарайтесь мысленно увидеть, как ваши легкие становятся все меньше и меньше.

При регулярном и правильном выполнении это дыхательное упражнение способствует сбалансированному развитию поясничной мышцы, диафрагмы и мышц брюшной полости. Вдыхая золотой цвет, вы втягиваете целительную энергию. Выдыхая мрачно-серый цвет, вы изгоняете токсины и двуокись углерода. Это очень эффективный способ освободиться от подобных веществ. Когда вы расслаблены, вы способны освобождаться. Когда вы напряжены, вы удерживаете эти токсины в своих мышцах и суставах.

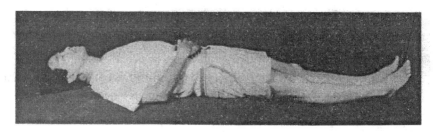

Рис. 6.1.1. Пупок: *Положите руки на область пупка, правую кисть поверх левой.*

1. ПУПОК. Лягте удобно на спину, лицом вверх, ноги вытянуты и слегка разведены. Положите руки на пупок, правую поверх левой (женщины — левую поверх правой). Почувствуйте вес кистей, покоящихся на животе. Сделайте несколько очень глубоких вдохов и расслабьтесь. Пошлите улыбку вниз. Вдыхая, расширяйте нижнюю часть живота. Выдыхая, просто позвольте всем негативным энергиям выйти вместе с выдыхаемым вами воздухом, представив при этом их мрачно-серый цвет.

Продолжайте процесс дыхания: во время вдоха расширяйте также область пупка. После выдоха расслабьтесь. Выдыхая мрачную, серую энергию, вы помогаете удалить токсины. Когда вы делаете вдох, вдыхайте Золотой Свет, цвет энергии «высокооктанового топлива». Постепенно расширяйте *тонкое дыхание*, так, чтобы золотистая энергия собиралась там, где сосредоточено ваше внимание, за областью пупка, под вашими руками. Продолжайте дышать таким образом минуту или около того. Почувствуйте, как с каждым последующим вдохом золотой свет проникает все глубже. Когда ваши занятия станут для вас привычным делом, вы будете очень ясно чувствовать *тонкое дыхание*.

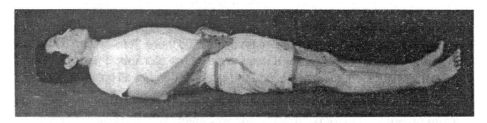

Рис. 6.1.2. Нижняя часть брюшной полости: *Продолжайте дышать, расположив кисти рук по обеим сторонам нижней части живота, а свое внимание направив на область под ними.*

2. НИЖНЯЯ ЧАСТЬ БРЮШНОЙ ПОЛОСТИ. Переместите кисти рук на нижнюю часть живота — правую ладонь справа, левую ладонь слева. Вдыхая, почувствуйте, как нижняя часть живота расширяется, а выдыхая мрачно-серый цвет, освобождайтесь от болезней или подавленных эмоций. Во время вдоха мысленно представляйте, как вы наполняете нижнюю часть брюшной полости энергией и в тело проникает Золотой Свет. Продолжайте дышать таким образом несколько минут — удерживая кисти рук и внимание на нижней части живота.

Примечание: Сознательное дыхание очень важно, поскольку это способ избавиться от токсинов, напряжения и стресса.

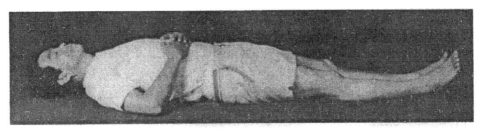

Рис. 6.1.3. Верхняя часть брюшной полости: Кисти рук над пупком, ниже грудной клетки.

3. ВЕРХНЯЯ ЧАСТЬ БРЮШНОЙ ПОЛОСТИ. Накройте руками верхнюю часть живота, поместив их над пупком, ниже грудной клетки. Сделайте несколько длинных, медленных вдохов, опуская Золотой Свет вглубь тела. Выдыхайте мрачные серые вещества. Почувствуйте тишину и покой.

Замечание: Эти первые три этапа, дыхание *Даньтянем*, хорошо выполнять в любое время, когда вы почувствуете, что устали или ваши силы на исходе. Такое дыхание поможет вам снизить напряжение и освободиться от токсинов. Потратьте на него минут десять, и вы почувствуете, как ваши силы начинают восстанавливаться. Очень полезно выполнить всю описанную ниже последовательность «Полного дыхания тела», особенно в качестве прелюдии к практике До-Ин.

Описанное здесь сознательное дыхание куда более полезная привычка, чем выпить чашечку кофе или выкурить сигарету! Никотин и кофеин стимулируют надпочечники, создавая впечатление бодрости и свежести. Однако это ненадолго, к тому же и то и другое приводит к истощению энергии надпочечников, и это вредное воздействие накапливается. Медленное, сознательное дыхание, наоборот, будет обеспечивать тело энергией и приносить пользу здоровью в течение всей жизни.

4. ПАХОВАЯ ОБЛАСТЬ. Положите ладони на область паха, с внутренней стороны бедер: правую руку с правой стороны, левую — с левой. Ноги раздвиньте на ширину плеч. Осознайте паховую область и направляйте в нее вдыхаемый воздух. В конце концов вы почувствуете в паху расширение и сжатие. Освободитесь от любого напряжения, которое могло сохраняться в

этой области. Это напряжение может быть вызвано подавлением сексуальных желаний. Если это место очень уплотнено или заблокировано, это
называют «Железными воротами». Сексуальное напряжение, неудовлетво-
ренность и подавление желаний — все это удерживается в паховой области.
Таким образом, направляя дыхание в эту область, мы даем ей прекрасную
возможность открыться естественным путем. Это очень простое дыхание и
в то же время очень эффективное. Почувствуйте, как сексуальная энергия
начинает освобождаться и поступать в область половых органов и в паховую
область. Пусть напряжение уходит с каждым выдохом в виде мрачно-серого
цвета. Почувствуйте, как вы выдыхаете через ноги, через подошвы стоп и
пальцы. Вдыхайте Золотой Свет. Продолжайте дышать таким образом.

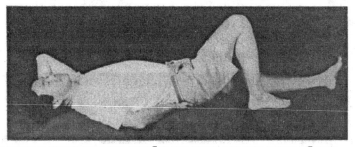

Рис. 6.1.4. Крестец и основание черепа: *Согните правое колено кверху. Слегка
развернуте нижнюю часть туловища влево, чтобы вы могли удобно положить правую ладонь
на крестец (копчик).*

5. **КРЕСТЕЦ И ОСНОВАНИЕ ЧЕРЕПА.** Согните правое колено кверху, оперев
   правую стопу всей плоскостью о пол. Разверните нижнюю часть туловища
   слегка влево, чтобы вам было удобно положить правую ладонь на крестец
   (копчик). Левую ладонь положите на основание черепа. Сделайте медленный полный вдох, мысленно представляя Золотой Свет во всем позвоночнике. Выдыхая, осторожно выдавливайте любой мрачно-серый цвет. Постепенно вы почувствуете, как копчик и основание черепа дышат, вибриру-
   ют, сжимаются и движутся без всяких усилий с вашей стороны. Просто
   благодаря дыханию вы в итоге начинаете чувствовать движение в этих
   областях и освобождение от напряжения. Эти ощущения показывают, что
   вы *направляете* и *проводите Ци* — что является важной стороной До-Ин.

6. **НИЖНИЕ РЕБРА.** Положите правую ладонь на нижние ребра слева, а левую — на нижние ребра справа, так, чтобы руки пересеклись, а диафрагма
   могла расслабиться. Замечайте любую боль или напряжение, которые будут
   возникать в процессе дыхания. Это естественные ощущения, появляющие-
   ся при освобождении от блокировок. Почувствуйте, как диафрагма движет-

ся вверх-вниз, как движутся вверх-вниз легкие, а ребра — то внутрь, то наружу. Продолжайте дышать, сосредоточив внимание на нижних ребрах.

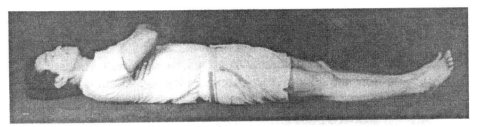

Рис. 6.1.5. Средняя часть грудной клетки: Поместите ладони по бокам грудной клетки, под мышками — левую ладонь справа, правую ладонь слева.

7. **СРЕДНЯЯ ЧАСТЬ ГРУДНОЙ КЛЕТКИ.** Переместите руки вверх, на середину грудной клетки. Руки по-прежнему перекрещены. Положите ладони по бокам грудной клетки, левая ладонь под мышкой справа, правая — слева. Почувствуйте, как расширяются ваши легкие. Теперь, делая вдох и выдох, представляйте, что вы дышите через ладони — вдыхаете Золотой Свет и выдыхаете мрачно-серый цвет. У многих людей существуют проблемы в этой области, вызванные подавлением эмоций, что может привести к блокированию верхних долей легких и застою в грудной клетке. Сделайте вдох и почувствуйте на ребрах свои ладони. Выдохните эмоциональное напряжение в виде мрачно-серого цвета. Вдохните, расширяя грудную клетку в направлении своих ладоней. Выдыхайте, медленно сжимая легкие все сильнее и сильнее. Продолжайте дышать таким образом около двух минут.

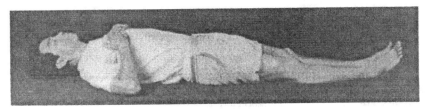

Рис. 6.1.6. Верхние ребра: Правая ладонь лежит справа под ключицей, левая — под ключицей слева.

8. **ВЕРХНИЕ РЕБРА.** Мягко переместите руки на верхние ребра, к верхней части грудины. Ваша правая рука лежит на верхних ребрах справа, левая — слева, как раз под ключицами. Приступайте к дыханию. Почувствуйте, как расширяются верхние доли ваших легких. Вдыхайте Золотой Свет, полностью заполняя верхние части легких. Выдыхайте серый, мрачный цвет, ощущая, как движутся ребра при вдохе и выдохе, без всяких усилий.

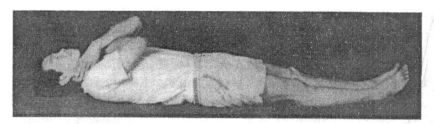

Рис. 6.1.7. Шея: *Мягко накройте шею ладонями — левая ладонь справа, правая слева.*

9. БОКОВЫЕ ПОВЕРХНОСТИ ШЕИ. Мягко накройте шею ладонями — левая ладонь справа, правая ладонь слева. Почувствуйте, как шея расширяется и сжимается. Сохраняйте мягкость, гибкость, легкость. Дышите естественно. Когда вы дышите правильно, вы чувствуете, как энергия, *Ци*, движется от основания вашего тела вверх. Продолжая дышать таким образом несколько минут, вы должны почувствовать едва уловимое расширение и сжатие шеи.

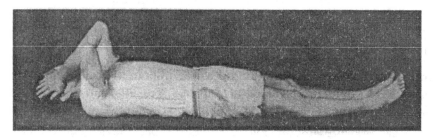

Рис. 6.1.8. Виски: *Левая ладонь — на левой височной кости, правая — на правой.*

10. ВИСОЧНЫЕ КОСТИ. Накройте ладонями височные кости, левую положите с левой стороны, правую — с правой. Почувствуйте, как дышат ваши виски. Не расстраивайтесь, если вам будет трудно ощутить это сразу, просто продолжайте дышать естественным образом, и вскоре вы почувствуете, как виски слегка расширяются и сжимаются. Не применяйте никаких усилий — просто дайте этому произойти. Держа руки на височных костях и внимательно следя за своим дыханием, вы вскоре начнете чувствовать, как виски слегка движутся в такт вашему дыханию. Продолжайте дышать, сохраняя полное осознание процесса.

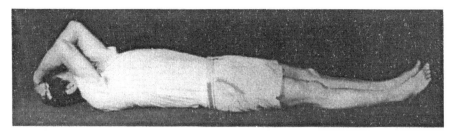

Рис. 6.1.9. Макушка: *Обе руки осторожно положите на макушку и ощутите расширение и сжатие.*

11. **МАКУШКА.** Обе руки осторожно положите на макушку и ощутите, как она в процессе дыхания расширяется и сжимается. Вдыхайте равномерный поток Золотого Света, выдыхайте мрачно-серый цвет, который должен покинуть тело. Ощущая дыхание своей макушки, полностью осознавайте каждый вдох и выдох.

12. **УРАВНОВЕШИВАНИЕ: НЕ СЛИШКОМ ГОРЯЧО, НЕ СЛИШКОМ ХОЛОДНО.** Положите руки по бокам и расслабьтесь. Дыхание нормальное. Прочувствуйте каждую часть своего тела, которая требует внимания, и вдыхайте в эту область улыбающийся Золотой Свет. После этого начинайте направлять *Ци* от головы к подошвам ног. Делая вдох, медленно поднимите руки к голове и легонько накройте лицо мягкими руками. На выдохе растирайте руками (сверху вниз) горло, потом переходите к грудной клетке и так до паха, позволяя энергии двигаться к пяткам. Отдохните, сделайте вдох и выдох. Потом опять медленно поднимите руки вверх, вводя в себя *Ци*, которая распространяется вниз по вашему лицу, шее, груди. Очень медленно направляйте ее к паху, к пяткам и прочь из своего тела, выдыхая мрачно-серый цвет. Повторите всю эту последовательность несколько раз. Почувствуйте, как на всем пути вниз к пяткам происходит охлаждение вашей энергии. Дао уделяет большое внимание уравновешиванию энергии — она не должна быть ни слишком горячей, ни слишком холодной. Повторите несколько раз и отдыхайте, осознавая свое самочувствие.

Примечание: Вы не обязательно должны делать все эти дыхательные упражнения сразу. Их можно разбить на отдельные группы. «Сознательное дыхание Ци» согревает замерзшие участки вашего тела, как будто растапливая лед. По мере проникновения тонкого дыхания Ци глубже в тело, эти напряженные, замерзшие, отравленные токсинами области начинают оттаивать. Со временем, подобно льду под теплыми солнечными лучами, «лед» в них превратится в воду, а из воды в «газ Ци» — испаряясь в виде серой энергии.

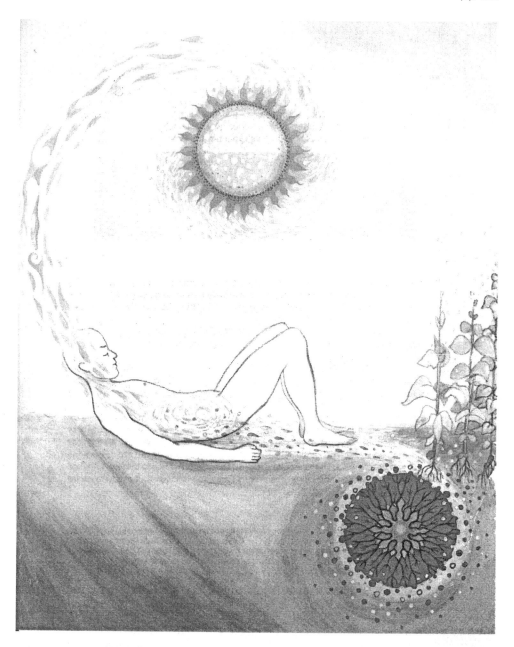

Рис. 6.2. ЗОЛОТАЯ РЕКА и ДОЛИНА. «Золотой, несущий энергию Свет» течет «вниз по речному руслу» (образованному поднятыми грудными позвонками) в «долину» (образованную опущенными поясничными позвонками, между поднятыми грудными позвонками и крестцом). При выполнении упражнений До-Ин используется сознательное дыхание, описанное в «Полном дыхании тела». Как показано в следующем упражнении, вдыхая воздух, вы втягиваете золотистую, несущую жизнь энергию, а во время фазы отдыха мрачно-серая энергия покидающих тело токсинов и напряжений переходит в Землю-Мать, где она преобразуется и принимает участие в общей циркуляции. Ее поглощают растения, помогая поддерживать здоровое равновесие в природе.

6.2. Река течет в долину

АКТИВИЗИРУЕМЫЙ МЕРИДИАН: ЯН: МЕРИДИАН МОЧЕВОГО ПУЗЫРЯ

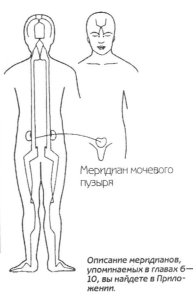

Меридиан мочевого пузыря

Описание меридианов, упоминаемых в главах 6— 10, вы найдете в Приложении.

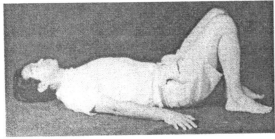

Рис. 6.2.1. Исходное положение: Перед началом движения колени подняты кверху — копчик, крестец, поясничные и все верхние позвонки находятся в нормальном положении.

1. Лежа лицом кверху, подтяните обе стопы к ягодицам. Стопы всей поверхностью касаются пола, колени подняты вверх. Продолжайте глубоко дышать.

2. Делая выдох, прижмите пять поясничных позвонков к коврику и приподнимайте таз, медленно отрывая крестец от земли. Когда будете поднимать верхнюю часть тела, не начинайте с головы (слегка подтяните подбородок, чтобы сжать шею). Начинайте подъем с нижних грудных позвонков, давая голове следовать по дуге серповидной кривой, образуемой верхней частью позвоночника.

   Целью этого контролируемого движения является активизация поясничной мышцы. Если вы слишком сильно поднимаете голову, мышцы

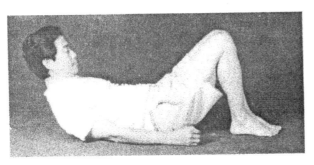

Рис. 6.2.2. Поднятое положение: Поднимая одновременно крестец и грудную часть позвоночника, а поясничную часть прижимая к коврику — сочетая это с выдохом, — образуйте долину.

брюшной полости оказываются чрезмерно сжатыми, что препятствует правильному дыханию. Согласно теории Дао, мышцы брюшной полости не должны быть слишком плотными. Медленно поднимая верхнюю часть туловища, вы активизируете поясничную мышцу — но не мышцы брюшной полости. Голова лишь следует за этим движением.

3. Сделайте вдох и расслабьтесь, так, чтобы ваша поясничная область медленно освободилась и первым коснулся коврика крестец, а потом, один за другим, позвонки грудной области. Полностью расслабьте позвоночник и поясничную мышцу. Когда вы это делаете, расслабляется поясничная область, бедра и крестец. Период отдыха очень важен. Отдыхая, улыбайтесь всему своему позвоночнику. Почувствуйте поток *Ци*, текущей от головы вниз по позвоночнику — к поясничным позвонкам, поясничной мышце и к крестцу/копчику. Повторите упражнение 3—6 раз.

4. Закончив последнее движение, разогните колени и как следует отдохните. Выполните сознательное дыхание, направляя его в области, подвергшиеся воздействию движений, особенно в поясничные позвонки и поясничную мышцу. Посылая туда улыбку, почувствуйте полное расслабление. Вместе с вдохом направляйте в них улыбающийся Золотой Свет, который несет им энергию. Освободившиеся напряжения, токсины и использованную энергию выдыхайте через ноги и стопы в виде мрачно-серого цвета в Землю-Мать, где они будут трансформироваться.

Замечание: Название упражнения «*Река течет в долину*» соответствует его сути. Если вы будете выполнять его правильно, вы поймете это умом и почувствуете своим телом. Поднимая во время выдоха крестец и грудную часть позвоночника и одновременно прижимая поясничную часть позвоночника к коврику, вы образуете долину ниже живота в области пяти поясничных позвонков и поясничной мышцы.

Поднятая верхняя часть тела (двенадцать грудных позвонков) образует речное русло, и в результате «Золотой Свет, несущий энергию» течет от головы «вниз по реке в долину». Чем больше вы будете заниматься (понемногу каждый день), тем глубже вы будете понимать образы реки и долины и осознавать поток энергии.

Это движение является основополагающим для данного комплекса упражнений До-Ин. Постигнув его, вы легко добьетесь успехов в выполнении последующих упражнений.

6.3. Вода поднимается, огонь опускается

АКТИВИЗИРУЕМЫЕ МЕРИДИАНЫ:

A. ИНЬ: МЕРИДИАН ПОЧЕК; ЯН: МЕРИДИАН МОЧЕВОГО ПУЗЫРЯ

B. ЯН: МЕРИДИАН ЖЕЛУДКА

C. ИНЬ: МЕРИДИАН ПЕРИКАРДА (точка *Лаогун*)

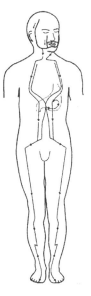
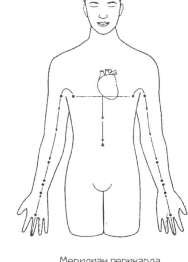

Меридиан желудка   Меридиан перикарда

В До-Ин важно уметь перемещать избыточное тепло из головы вниз, в поясничную мышцу и почки. Это расслабляет и согревает поясничную мышцу и нижнюю часть спины. Из точки *Бурлящего родника* на подошве каждой стопы вы можете поднимать энергию *Воды* к почкам и выше, к сердцу, чтобы питать почки или охлаждать избыточное тепло сердца. Поясничная мышца не любит холода. Когда она холодная, она сжимается и тянет позвоночник по направлению к бедру. Холод и страх, обитающие в почках, могут оказывать влияние на поясничную мышцу, заставляя ее сжиматься, что отрицательно воздействует на состояние всего тела. Это упражнение уравновешивает стихии *Огня* и *Воды* в теле, обеспечивая гармонию всей системы.

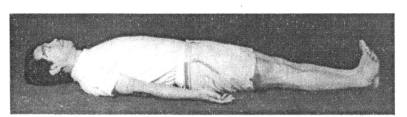

Рис. 6.3.1А. Пальцы ног отогнуты в направлении головы: *Ноги вытянуты, мягко отогнутые в направлении головы пальцы активизируют «Бурлящие родники» (точки почек К-1).*

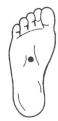

Рис. 6.3.1В. *Точка К-1.*

Часть I: Активизация Бурлящих родников

1. **Вдох, пальцы ног отгибаются назад.** Лягте на спину, спина плоская, ноги вытянуты и слегка разведены в стороны, руки по бокам. Вдыхая, плавно отгибайте пальцы ног в направлении головы. Вы должны чувствовать, как ваши пальцы изгибаются и подошвы ног растягиваются, как энергия *Воды* всасывается через ваши подошвы. Продолжайте до тех пор, пока не почувствуете, что икры достаточно напряжены.

2. **Задержка дыхания, почувствуйте *Ци* от стоп.** Осознайте подошвы своих стоп и почувствуйте, как бурлящая *Ци* поднимается от точек *Бурлящих родников* в почки и выше, заполняя ваше сердце.

3. **Выдох. Поясничная часть прижата к коврику. Тепло к поясничной мышце.** Когда вы делаете выдох, расслабьте стопы и опустите грудную клетку. Почувствуйте, как сердце опускается к позвоночнику, и слегка прижмите поясничную область к коврику. Почувствуйте, как избыточное тепло из перикарда и сердца течет через позвоночник к поясничным мышцам и почкам и согревает их. Вы почувствуете, как поясничные мышцы расслабляются и расширяются и страх в почках тает.

4. **Отдых. Тепло в поясничной мышце. Бассейн энергии в подошвах ног.** Отдохните. Улыбайтесь своей поясничной мышце. Осознайте, как она себя чувствует. Период отдыха имеет очень большое значение. Собирайте энергию. Ощутите тепло и теплые вибрации в поясничных мышцах. Переведите внимание на подошвы ног и почувствуйте бассейн энергии, которая собирается здесь и поднимается вверх. Повторите несколько раз.

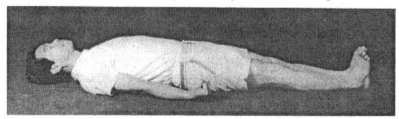

Рис. 6.3.3А. Пальцы ног повернуты внутрь: *Изогните стопы внутрь и поверните внутрь пальцы. Руки сожмите в кулаки и надавите средними пальцами на точки Лаогун.*

Часть II: Активизация точек перикарда *Лаогун*

5. **Вдох. Подошвы изогнуты внутрь. Пальцы ног повернуты внутрь. Руки сжаты в кулаки.** Вдохните, изогните стопы внутрь (подошва к подошве) и поверните внутрь пальцы. Сожмите руки в кулаки и надавите пальцами на ладонь, так, чтобы средние пальцы надавливали на точки *Лаогун*, точки перикарда.

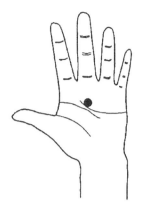 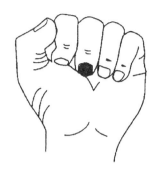

Рис. 6.3.3В. Точки Лаогун на ладонях.

6. Выдох. Грудная клетка опущена к позвоночнику. Поясничная область прижата к коврику. Тепло идет вниз. Выдыхая, расслабьте стопы ног, разожмите кулаки и опустите грудную клетку. Почувствуйте, как сердце опускается вниз к позвоночнику, и слегка прижмите поясничную область к коврику. Почувствуйте, как тепло из рук течет вверх и дальше, через плечи, к позвоночнику, к позвонкам Т5—Т6 между лопатками. Одновременно почувствуйте поток тепла, направленный от сердца/перикарда вниз к позвоночнику, к Т5—Т6. Почувствуйте, как соединившиеся потоки тепла текут вниз по позвоночнику к поясничным мышцам и почкам, и наконец — к подошвам ваших ног. Ощутите, как хорошо и тепло вашим поясничным мышцам, как они освобождаются от любых сжатий и посылают энергию в нижнюю часть спины. Повторите несколько раз.

7. Отдохните. Улыбайтесь и наслаждайтесь всеми ощущениями, возникающими в вашем теле.

Это подходящее время, чтобы в течение нескольких минут насладиться МЕДИТАЦИЕЙ ЛОТОСА.

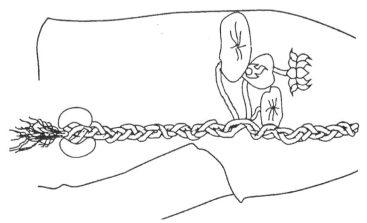

Рис. 6.4.1. Медитация Лотоса — уравновешивание энергии почек и сердца жизненно важно для собственного исцеления.

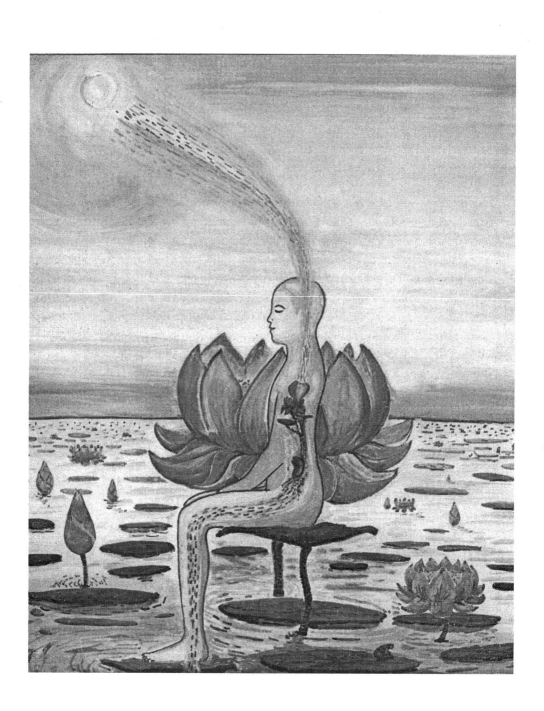

6.4. Медитация Лотоса

Когда вы выполняете упражнения До-Ин, можно использовать «Медитацию Лотоса». Она особенно полезна в периоды отдыха между движениями. Кроме того, вы можете прибегать к «Медитации Лотоса» или «Полному дыханию тела» во время любого отдыха. Выбирайте для этого места, которые вам больше всего подходят.

Эта медитация помогает достигнуть равновесия энергий почек и сердца, что является жизненно важной частью процесса самоисцеления. Уравновешенный поток энергий воды и огня в значительной степени поможет вам преобразовать накопленное психическое и телесное напряжение в ощущение благополучия.

Мысленное представление энергии Лотоса/Сердца/Почек. Представьте свое сердце в виде красного цветка лотоса, а перикард (эту регулирующую тепло оболочку, которая окружает сердце) — в виде листьев лотоса. Визуализируйте почки в виде луковиц (или пучков), напоминающих места соединения стеблей листьев и цветов лотоса. В пруду или озере обычно можно найти несколько кустов лотоса, соединенных в пучок, закрепившийся в иле. Визуализируйте корни, идущие вниз от почек (луковиц/пучков), через ноги, в водянистый ил земного бассейна.

Представив такое слияние тела и лотоса, ощутите эти качества энергии в своем теле. Почувствуйте поддерживающую связь с теми же качествами красной и золотистой энергии, приходящей к нам от солнца и находящейся над нами Вселенной, а также с качествами голубой энергии воды, приходящей от земли и природы. Почувствуйте теплую красную энергию сердца и красную и желтую/золотистую энергию, идущую сверху. Точно так же, почувствуйте холодную голубую энергию воды почек и освежающую голубую энергию воды, идущую от земли.

Энергетическая медитация лотоса

1. **Направляя дыхание в *Даньтянь*, представляйте прекрасный цветущий лотос.** Постарайтесь увидеть раскрывшийся цветок, красный, с золотисто-желтыми лепестками в центре.

2. **Представьте листья, стебель и корни.** Листья плавают на поверхности воды. Вы видите стебель, опускающийся от цветка к корням, окутанным илом. Почувствуйте эти корни, погруженные в донный ил пруда. Влажная земля питает корни, давая ровно столько, сколько им нужно.

3. **Почувствуйте гармонию огня и воды.** Листья и цветок открыты солнцу и Вселенной, они впитывают лучи, которые поддерживают жизнь. Солнце — источник энергии *Огня*. Земля обеспечивает необходимую воду. Оцените эту животворную гармонию сил *Огня* и *Воды*, *Ян* и *Инь*, мужского и женского.

4. **Соедините мысленные образы со своим сердцем и почками.** Продолжая дышать через *Даньтянь*, ощущая расширение и сжатие, загляните в свое сердце и почки. Почки — это корни, достигающие воды. Сердце — открытый цветок лотоса, принимающий огненный дар солнца. Ваш позвоночник — здоровый, гибкий стебель, соединяющий эти две энергии.

5. **Вдыхайте в сердце и выдыхайте в почки.** Координируйте дыхание через *Даньтянь*: вдыхайте в сердце, втягивая теплую энергию солнца, чувствуя, как она проходит через макушку и, опускаясь, смешивается с любовью, радостью и счастьем в красном сердце/лотосе. Продолжая медленно вдыхать воздух, перемещайте эту любящую, горячую энергию сердца назад, к точке на позвоночнике напротив сердечного центра (*Точке ветра* между лопатками, между Т5 и Т6). После этого выдыхайте горячую энергию вниз по стеблю лотоса/позвоночнику в холодные почки, согревая их любящим теплом сердца. Направляя на выдохе энергию сердца вниз по позвоночнику, вы можете усилить уравновешивание эмоций, мысленно произнося звук сердца, ХХХА-А-А (из *Медитации Космических Звуков*).

6. **Чередуйте: вдох направляйте в почки, а выдох — в сердце.** Представьте, что ваши почки — это луковицы лотоса и от них отходят корни, которые идут вниз по ногам и через подошвы ног проникают в донный ил, достигая успокаивающей голубой энергии воды, и погружаются в землю. Направляя вдох в почки, почувствуйте, как эти корни впитывают прохладную, успокаивающую, питающую голубую энергию воды и посылают ее вверх, через подошвы и ноги, к почкам. Почувствуйте, как ощущение мягкого покоя в почках смешивается с прохладной, умиротворяющей голубой энергией воды, просочившейся по ногам. Выдыхая, вы можете мысленно произносить звук почек, ХУУУУУУ, и посылать эту мягкую, успокаивающую, охлаждающую, влажную голубую энергию почек через податливый стебель/позвоночник, через *Точку ветра* — благодарному, счастливому сердцу.

7. **Несколько раз повторите такое чередование дыхания:** красный свет от макушки в сердце и дальше вниз, в почки; голубой свет от *Бурлящего родника* в почки и дальше вверх, в сердце.

8. **Потом просто расслабьтесь и не думайте о дыхании.** Просто перемещайте улыбающийся ум взад-вперед между сердцем и почками, вдоль соединяющего их позвоночного столба. Уравновешивание будет происходить автоматически. Улыбайтесь красоте и совершенству лотоса. Шлите улыбку благодарности своим почкам, позвоночнику и сердцу. «Медитация лотоса» очень успокаивает, и, естественно, чем чаще вы к ней будете прибегать, тем легче вам будет ощутить это внутреннее спокойствие.

6.5. Обезьяна отдыхает с поднятыми в воздух коленями

АКТИВИЗИРУЕМЫЕ МЕРИДИАНЫ: ИНЬ: ОТ НОГ — ПО МЕРИДИАНАМ СЕЛЕЗЕНКИ, ПОЧЕК И ПЕЧЕНИ

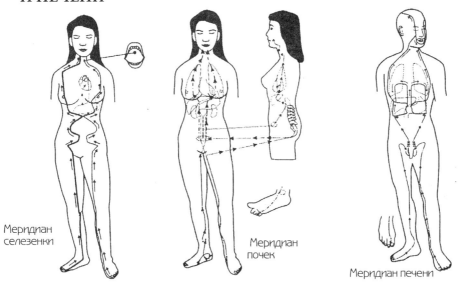

Меридиан селезенки

Меридиан почек

Меридиан печени

1. Подтяните колени к грудной клетке, стопы при этом должны повиснуть в воздухе. Руки поместите на внутренней стороне коленей. Слегка разведите ноги в стороны и дайте коленям разойтись дальше под действием силы тяжести, так, чтобы вы почувствовали равномерное натяжение поясничной мышцы с обеих сторон туловища.

2. Самая важная часть этого упражнения — дыхание. Сначала сделайте вдох. Потом выдыхайте тепло из сердца вниз в поясничные мышцы и дальше, в подвздошно-поясничные мышцы, которые соединяются с бедрами с внут-

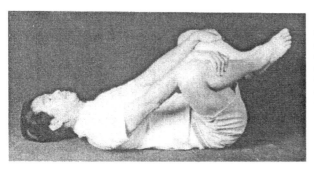

Рис. 6.5.1. Руки под коленями: *Колени направлены к грудной клетке, руки на внутренних поверхностях колен; колени слегка разведены, и поясничные мышцы с обеих сторон туловища одинаково растянуты.*

ренней стороны паха. Когда вы почувствуете эти мышцы, мягко направьте туда выдох, чтобы освободиться от любых напряжений, которые могли в них накопиться. После этого расслабьтесь, убедившись в одинаковом состоянии обеих сторон.

3. Когда вы почувствуете себя в этом положении удобно, повторите движение, продвинув руки дальше вниз, так, чтобы вы держали себя за ноги изнутри за голени, и в конце концов — за внутренние стороны лодыжек. Всякий раз, принимая новое положение, направляйте дыхание в мышцы, выдыхая любую серую, мрачную энергию и вдыхая Золотой Свет. Улыбайтесь и наслаждайтесь испытываемыми ощущениями.

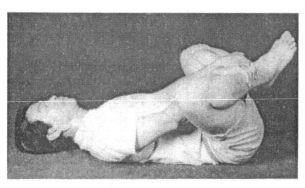

Рис. 6.5.2. Удерживание лодыжек: *Переместите руки на лодыжки. Повторите растяжение. Выдыхайте тепло из сердца вниз в поясничную мышцу, связанную с внутренней стороной паха.*

6.6. Крокодил поднимает голову

АКТИВИЗИРУЕМЫЙ МЕРИДИАН: ЯН: МЕРИДИАН МОЧЕВОГО ПУЗЫРЯ

Самое важное при выполнении этого упражнения — не поднимать вначале голову, а начинать подъем с нижнего грудного позвонка. Крокодил не может поднять только голову, без верхней части туловища.

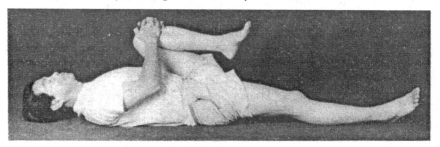

Рис. 6.6.1. Начало: *Поднимите левое колено к грудной клетке, сведя руки в замок на колене. Правая нога вытянута.*

1. Делая вдох, поднимите левое колено к грудной клетке и сведите руки в замок на колене. Права нога должна оставаться вытянутой на полу, прямой (или же, чтобы вам было удобнее подниматься, вы можете слегка согнуть ее в колене). Никаких усилий вроде подтягивания колена руками применять не нужно. Просто, расслабившись, поддерживайте колено.

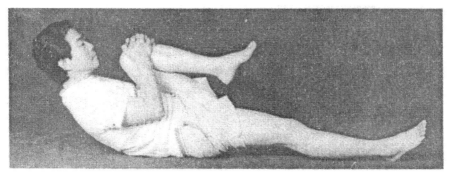

Рис. 6.6.2. Выдох: *Слегка подберите подбородок, прижмите поясничную часть к коврику и поднимите крестец. Одновременно поднимайте грудную часть позвоночника, начиная от Т-12, потом слегка расслабьте голову по направлению к колену.*

2. Делая выдох и продолжая держать подбородок слегка подобранным, чтобы «запереть» шею[+], прижмите поясничную часть позвоночника к коврику и поднимите крестец. Когда поясничная область прижата к коврику и крестец слегка поднят, поднимайте позвоночник по направлению к поднятому колену, начиная от поясницы (грудной позвонок Т-12 и верхняя часть поясничной области L-1). Приближая голову к колену, почувствуйте небольшой серповидный изгиб верхней части позвоночника.

3. Приблизьте голову к колену настолько, насколько вы можете это сделать не испытывая неудобств. Поддерживайте ощущение улыбки в *Даньтяне*, сохраняя мышцы брюшной полости расслабленными. Не нужно пытаться поцеловать колено: никаких преимуществ приближение к колену не дает! Оно должно быть не больше, чем обеспечил согнутый полумесяцем позвоночник. Не выносите голову вперед — она не должна быть ведущей! Осознавайте ощущение улыбки в своем «Втором мозге», в *Даньтяне*, и держите мышцы живота как можно более расслабленными. Ваша поясничная область должна быть прижата к полу, а крестец слегка приподнят. Сохраняйте положение в течение нескольких секунд.

4. На вдохе начинайте медленно опускаться, ощущая, как грудные позвонки один за другим мягко ложатся на коврик.

5. Отдохните и направьте улыбку в поясничные мышцы, которые работали во время подъема. Повторив несколько раз, переходите к другой ноге.

+ **Примечание: Не старайтесь помочь головой, делая ее «ведущей», голова должна следовать за движением.** Подберите слегка подбородок, так, чтобы вы почувствовали, что мышцы шеи слегка напряглись. Теперь шейные позвонки «заперты» на месте и голова не может начать движение, она может только следовать за ним. Следите за тем, чтобы в шее не возникали напряжения. Подбородок должен быть подобран, но не слишком сильно и не слишком слабо. После того как вы достигли полностью поднятого положения, хорошо слегка переместить голову, чтобы освободиться от напряжения в задней части шеи и сильнее расслабиться.

6.7. Обезьяна сжимает колени

АКТИВИЗИРУЕМЫЙ МЕРИДИАН: ЯН: МЕРИДИАН МОЧЕВОГО ПУЗЫРЯ

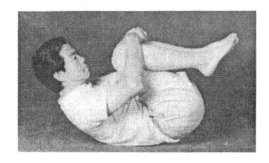

Рис. 6.7.1. Исходное положение: Согните и поднимите обе ноги, обхватив руками колени. Прижмите поясничную часть к полу, позволив крестцу и грудной части позвоночника подняться кверху. Подбородок подобран.

1. **Расслабьте ноги. Поднимите крестец и грудную часть позвоночника.** Поднимите обе ноги, обхватив руками колени. Делая выдох, прижимайте поясничную часть к коврику, давая возможность крестцу и грудной части позвоночника подняться кверху. Слегка подберите подбородок, чтобы, когда ваше тело поднимается, голова не была ведущей.

2. **Закончив подъем, надавите коленями вверх. Осознавайте поясничные мышцы.** Надавливайте коленями вверх, противодействуя силе сжимающих их рук, чтобы активизировать поясничные мышцы, — одновременно продолжая надавливать поясничной частью позвоночника на коврик.

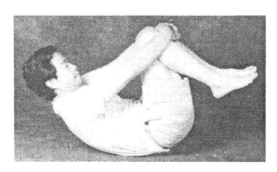

Рис. 6.7.2. Противодействие колен: *Надавливайте коленями вверх, на сжимающие их руки, и активизируйте поясничные и подвздошно-поясничные мышцы, **не** увеличивая подъема грудной части позвоночника, шеи или головы.*

3. **Не поднимайте сильнее голову и верхнюю часть тела.** После того как вы активизировали поясничные и подвздошно-поясничные мышцы, не забывайте поддерживать осознание улыбки в своем *Даньтяне* и убедитесь, что мышцы живота относительно расслаблены. Если вы продолжаете поднимать голову и верхнюю часть тела, значит, вы выполняете упражнение неправильно. Когда вы слегка приподнимаете крестец и грудную часть позвоночника, вы должны чувствовать, что ваша поясничная область прижата к коврику. Выполняя это упражнение, обращайте внимание на поясничные и подвздошно-поясничные мышцы (по мере практики вам будет все легче их осознавать). Задержитесь на несколько секунд, но не перенапрягайтесь.

4. **Отпустите колени. Отдохните.** Делая вдох, вернитесь в исходное положение. Отдохните и расслабьтесь. Повторите несколько раз.

6.8. Обезьяна расталкивает колени

ТОЧКА ВЕТРА АКТИВИЗИРУЕТ СЕРДЦЕ И ТОНКИЙ КИШЕЧНИК

Выполняя это упражнение, вы должны сжать зубы и надавить кончиком языка на верхнее нёбо. Это обеспечивает важную связь между зубами, языком, сердцем и поясничной мышцей. Сжимая зубы и надавливая языком на нёбо, вы увеличиваете энергию, которую может генерировать поясничная мышца. Это также помогает активизировать черепной насос; это процесс движения внутренней энергии.

1. **Подготовка.** Подтяните оба колена к грудной клетке, так, чтобы ступни ног повисли над ягодицами. Обе руки положите на колени. Стисните немного зубы и надавите кончиком языка на верхнее нёбо, за зубами, чтобы обеспечить себе внутреннюю энергию.

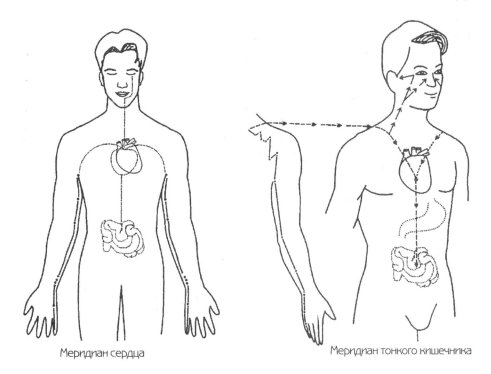

Меридиан сердца   Меридиан тонкого кишечника

2. Поднимайте позвоночник, начиная от позвонка Т6. Начинайте движение от поясничной области: выдохните и с помощью мышц нижней части спины (особенно поясничной мышцы) прижмите поясницу к коврику и слегка поднимите крестец. Грудные позвонки поднимайте, только начиная с Т6 (известного как *Точка крыла* между лопатками — а также как *Точка ветра* на *Меридиане сердца*). Это позволит вам немного приподнять плечи над

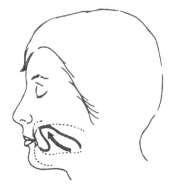

Рис. 6.8.1. Надавите языком на верхнее нёбо, за зубами.

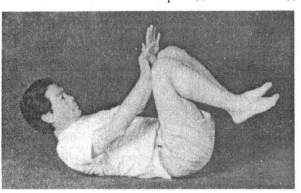

Рис. 6.8.2. Плечи подняты от Т6, точки напротив сердца: Прижмите поясничные позвонки, а также позвонки Т7—Т12 к коврику; поднимите крестец, плечи и подберите подбородок. Коленями надавливайте на руки. Соедините язык, сердце, Т6 и нижние (проксимальные) части ладоней.

полом. Подбородок подобран, а нижние грудные позвонки, от T7 и до T12, вместе с поясницей прижаты к полу.

3. Сомкнув колени, соедините язык, сердце, позвонок T6 и руки. Нажимайте коленями на руки, а руками на колени, уравновешивая противодействующие силы. Держите колени сомкнутыми, чтобы направленная через руки сила проходила от *Точки ветра*, которая соответствует позвонку T6 (напротив сердечного центра), через лопатки и плечи. Почувствуйте также связь идущей от языка силы с сердцем и T6.

4. Сделайте вдох и расслабьтесь. Улыбнитесь и почувствуйте, как *Ци* движется через нижнюю часть спины и поясничную мышцу. Повторите упражнение несколько раз. После этого опустите ноги на коврик и, отдыхая, дышите сознательно.

Замечание: Нажимая коленями на руки, не используйте мышечную силу ног. Вместо этого передавайте через свою телесную структуру силу от нижних поясничных позвонков и поясничной мышцы. Это очень важно. Когда вы создаете силу движения в поясничной области и передаете ее через активизированные поясничные мышцы к костям бедер и оттуда к коленям, сопротивление рук способствует укреплению поясничных мышц. Когда нижняя часть позвоночника выпрямляется, поясничные позвонки открываются и выстраиваются в прямую линию (вместо того, чтобы собираться группами, как при нормальной кривизне позвоночника). Таким образом развитую поясницей силу можно эффективно направлять через кости бедер к коленям.

Когда вы научитесь делать эти упражнения надлежащим образом, ваши занятия До-Ин станут более эффективными, вы сможете выполнять и другие упражнения, создавая движение поясничной мышцей и областью поясницы.

6.9. Обезьяна «молится» локтями

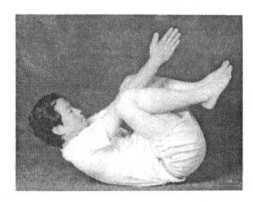

Рис. 6.9.1. Согните оба колена, приблизив их к грудной клетке. Поместите локти таким образом, чтобы они касались внутренних поверхностей коленей. Выпрямите руки, держа ладони вместе.

1. **Начинаем упражнение: Локти между коленями.** Лежа на спине, поднимите колени к груди, так, чтобы ступни ног повисли над ягодицами. Локти поместите между коленями, чтобы они касались внутренних поверхностей коленей. После этого, держа ладони вместе, выпрямляйте руки вверх. Вы должны быть уверены, что начинаете упражнение от поясничной области, инициируя движение за счет нижней части спины, поясничных и подвздошно-поясничных мышц — а не за счет коленей или ножных мышц.

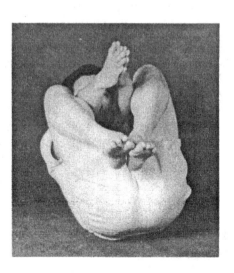

Рис. 6.9.2. Слегка сожмите зубы и надавите языком на верхнее нёбо. Прижимая поясничную область к полу, поднимите крестец и грудную часть позвоночника, после чего начинайте сжимать колени, оказывая руками сопротивление — локти толкают наружу, колени внутрь.

2. **Язык прижат, крестец и грудная часть позвоночника подняты, локти толкают наружу, колени внутрь.** Сожмите зубы и надавите кончиком языка на верхнее нёбо. Выдохните, прижмите поясничную часть к полу и поднимите крестец и верхнюю часть туловища, начиная с Т12. После этого начинайте сжимать ноги, оказывая руками сопротивление.

Держите мышцы живота относительно мягкими и расслабленными. Локти расталкивают колени, колени давят внутрь. Отыщите мышцы, которые двигают ваши ноги внутрь, и убедитесь, что для того, чтобы подталкивать ноги друг к другу, вы используете область поясницы, а не мышцы ног. Не забывайте посылать улыбку в *Даньтянь*!

3. Повторите, потом отдохните. Делая вдох, медленно опустите туловище и расслабьтесь. Повторите несколько раз, потом опустите ноги и выполните сознательное дыхание. Улыбнитесь и прочувствуйте ощущения в спине, особенно в поясничных мышцах. Все время направляйте выдох к подошвам ног, выдыхая мрачно-серый цвет. Вдыхайте Золотой Свет в те области, в которых вы чувствуете какие-то отклонения. Ваше дыхание направляет *Ци*, питая поясничные мышцы и обеспечивая их энергией.

Замечание: По мере практики ваш ум и осознание *Даньтяня* (формирующийся *Второй мозг*) станут более созвучными. Вы будете легко направлять силу через свое тело, от поясничных позвонков и поясничной мышцы к коленям. Незначительное сопротивление может ощущаться только вначале, поскольку для того, чтобы выполнять движение таким образом, мышцы должны вначале окрепнуть.

6.10. Поза, противоположная «Молитве локтей»: Сжатие коленей

Это упражнение отличается от упражнения «*Обезьяна молится локтями*» только положением рук и направлением противодействующих сил.

1. Начинаем упражнение: руки обхватывают колени. Поднять и развести колени, как в упражнении «Обезьяна молится». Руками обхватить колени таким образом, чтобы изгибы локтей удобно расположились вокруг коленей.

2. Колени давят наружу, руки внутрь. Сожмите зубы, надавите языком на верхнее нёбо, поднимите крестец и верхнюю часть позвоночника, передавая силу от поясничных позвонков к коленям. Колени давят наружу, руки удерживают их — сила противодействия направлена внутрь.

3. Повторите и отдохните. Выполняется так же, как в упражнении «Обезьяна молится».

6.11. Скручивание тела подобно змее

АКТИВИЗИРУЕМЫЙ МЕРИДИАН: ЯН: МЕРИДИАН ЖЕЛЧНОГО ПУЗЫРЯ

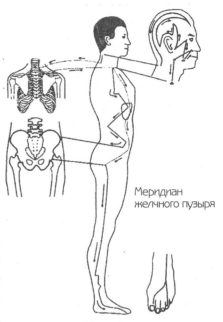

Меридиан
желчного пузыря

1. **Колени вправо.** Лягте на спину, поднимите колени вверх, так, чтобы ступни всей плоскостью опирались о коврик. Очень медленно опустите колени вправо, приблизив их к полу настолько, насколько это можно сделать без напряжения. Вытяните левую руку влево, ладонью вверх; правую руку положите на левую сторону *Даньтяня*.

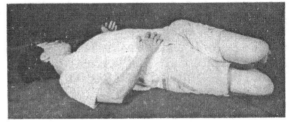

Рис. 6.11.1. Верхняя часть тела влево, нижняя часть тела вправо: *Левая рука вытянута влево, ладонью вверх. Правая рука лежит на левой стороне Даньтяня. Согнутые колени опущены вправо. Голова повернута влево, плечи остаются на коврике.*

Не отрывая плеч от пола, осторожно поверните голову влево.

2. **Задержитесь в этом положении и дышите влево.** Оставайтесь в этом положении, сохраняя улыбку на лице. Дышите, удерживая внимание на левом боку, вдыхая золотой, несущий энергию свет и выдыхая мрачно-серый цвет. Фокусируйтесь на расширении и растягивании этой области. Оставайтесь в этом положении несколько минут, продолжая дышать с полным осознанием в левую часть грудной клетки, в брюшную полость, область поясницы, тазобедренный сустав, плечи и шею. Улыбайтесь и посылайте положительную энергию в позвоночник.

3. **Центральное положение.** Верните колени и голову в центральное положение и наблюдайте, что чувствует ваше тело.

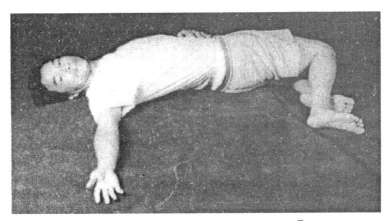

Рис. 6.11.2. Верхняя часть тела вправо, колени влево: *Повторите то же самое вправо. Задержитесь в этом положении и дышите, чтобы растянуть правую часть.*

4. **Колени влево.** Очень медленно переместите оба колена влево, пока они не приблизятся к коврику или не будут его касаться. Голову поверните вправо. Вытяните правую руку, левую поместите на правую сторону *Даньтяня.*

5. **Задержитесь в этом положении и дышите вправо.** В течение нескольких минут полностью направляйте дыхание вправо, давая растягиваться и расширяться своему правому боку. Делайте это таким же образом, как для левого бока.

6. **Центральное положение.** Верните колени и голову в центральное положение и расслабьтесь. Отдыхая на коврике, осознавайте свое тело.

7. **Отдых.** Опустите ноги на коврик и отдохните, удобно лежа на спине. Расслабьтесь и улыбайтесь своему телу.

6.12. Обезьяна колышет ногами

АКТИВИЗИРУЕМЫЕ МЕРИДИАНЫ: ИНЬ НОГ — МЕРИДИАНЫ СЕЛЕЗЕНКИ, ПОЧЕК И ЛЕГКИХ

1. **Освобождение поясничной мышцы.** Лягте на спину, поднимите колени вверх, соедините ступни ног и руками держите их вместе (если вы не можете дотянуться до ступней, можно взяться за ноги выше). Разведите колени и начинайте совершать ими легкие движения назад и вперед. Почувствуйте растяжение в области паха. Движения не должны быть слишком энергичными — просто легкие колебательные движения.

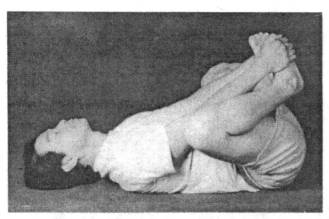

Рис. 6.12.1. Подняв колени, соедините ступни ног и возьмитесь за них руками. Разводя колени, совершайте ими легкие движения назад и вперед.

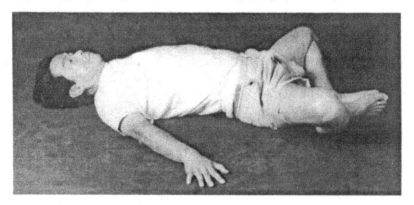

Рис. 6.12.2. Ступни вместе, ноги колышутся.

2. **Колени колышутся вверх-вниз.** Положите руки по бокам, слегка отведя их от туловища, ладонями вниз. Ноги опустите на пол, продолжая держать ступни вместе, поясничная часть позвоночника плоская. Совершайте движения коленями вверх-вниз. Отдохните.

3. **Отдых.** Улыбайтесь и дышите в область паха. Ноги расслаблены.

4. **Замечание:** В конечном счете вы сможете опускать колени ближе к полу, держа ступни вместе, без помощи рук. Опустите руки на коврик, ладонями вниз, немного разведя их в стороны. Выполнив упражнение, отдохните, как описано выше.

Глава 7. Комплекс 2

Дальнейшее приведение в порядок позвоночника и поясничной мышцы, смеющаяся лимфа и сила круговой мышцы

Краткое описание комплекса: Как и упражнения предыдущего комплекса, эти упражнения начинаются из исходного положения лежа на спине. Они обеспечивают дальнейшее приведение в порядок и тренировку позвоночника и поясничной мышцы. Позвоночник изгибается над ковриком вверх, уравновешивая направленные вниз движения предыдущих изгибов. В комплекс входит упражнение, способствующее открытию *Точки крыла* и освобождению от блокировок в этом месте. Укрепляется внутренняя связь языка с основными сухожилиями по всему телу (развивается большая внутренняя сила). И наконец, активизируется связь между поясничной мышцей и круговыми мышцами, что приводит к увеличению внутренней силы и гармонии. Эта координация сети круговых мышц тела с поясничной мышцей обеспечивает движение *Ци* по всему телу и является хорошей тренировкой для развития вашей *И*, силы *ума-глаз-сердца*.

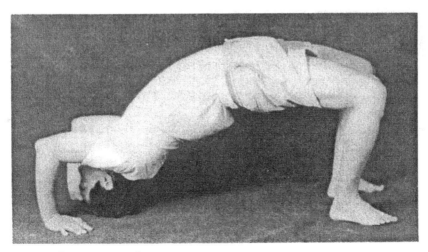

Рис. 7.3.2. Высшая точка «Сверчка на макушке».

7.1. Натягивание лука

АКТИВИЗИРУЕМЫЕ МЕРИДИАНЫ:
Часть I. ЯН: МЕРИДИАН МОЧЕВОГО ПУЗЫРЯ
Часть II. ИНЬ: МЕРИДИАН СЕРДЦА

Часть 1. УРАВНОВЕШЕННЫЙ ЛУК: Удерживайте поясничную мышцу и мышцы живота в равновесии

1. Лечь на спину, ноги вытянуты, руки по бокам ладонями вниз. Сделайте три-четыре долгих, глубоких вдоха. Прижмите поясничную область к коврику и, начиная от бедер, слегка поднимите ноги вверх. Одновременно поднимайте верхнюю часть туловища.

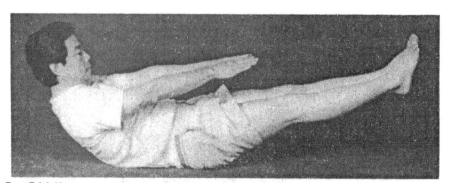

Рис. 7.1.1. Уравновешенные поясничная мышца и мышцы живота: *Сохраняя плоской область поясничных позвонков и крестца, начинайте одновременно поднимать ноги, грудную часть позвоночника и голову, подобрав подбородок.*

2. Когда ноги поднимутся приблизительно на 15 см над полом, начинайте выдыхать воздух, одновременно вытягивая руки по направлению к стопам

ног. Не беспокойтесь о том, насколько вы подняли ноги или голову, и не пытайтесь дотянуться до пальцев ног. Сохраняя прочное положение поясничной части на полу, слегка поднимите ноги, а потом шею и голову. Закончив выдох, ненадолго сохраните поднятое положение, после чего вдохните, позволив всему телу медленно расслабиться и отдохнуть на коврике. Повторите два раза. Отдыхая, почувствуйте тепло и энергию в области поясницы. Улыбнитесь всему позвоночнику и насладитесь испытываемыми ощущениями.

Упражнение помогает сбалансированному развитию поясничной мышцы и мышц живота. Помните, что, слишком сильно поднимая верхнюю часть туловища, вы выполняете совсем не то упражнение, которое должны были выполнять. Это уже вторая часть упражнения.

Часть II. ПОЛНЫЙ ЛУК: Поднимитесь выше, балансируя на ягодицах, и высуньте язык

1. Начинайте так же, как и предыдущее упражнение, но на этот раз, выдыхая воздух, поднимите весь торс, одновременно высоко подняв ноги. Чтобы уравновесить ноги и верхнюю часть туловища, балансируйте на ягодицах. При этом как можно сильнее высуньте язык — так, чтобы действительно почувствовать, как он растягивается!

2. Протяните руки вперед, растягивая их от лопаток и до кончиков пальцев, и изогните пальцы ног вверх, так, чтобы почувствовать растяжение всей ноги и стопы. Ощутите, как благодаря изгибу средней части туловища растягивается комплекс поясничной и подвздошно-поясничных мышц от поясничной части позвоночника и крестца до соединений бедренных костей в верхней части бедер. По мере практики вы сможете в конце концов коснуться пальцев ног.

3. Почувствуйте, как это полное растяжение от головы до стоп влияет на связь между языком и всеми основными сухожилиями ва-

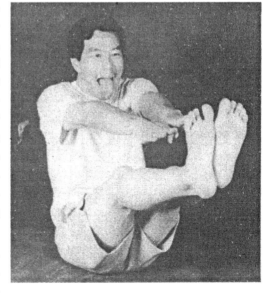

Рис. 7.1.2. Балансирование на ягодицах: Выше поднимите ноги и верхнюю часть туловища и высуньте язык.

шего тела. Делая вдох, расслабьтесь и вернитесь в положение лежа на коврике. Насладитесь ощущением свежести во всем теле. При желании повторите упражнение, после чего посвятите несколько минут сознательному дыханию или «Медитации лотоса».

7.2. Гора поднимается из моря

АКТИВИЗИРУЕМЫЙ МЕРИДИАН:
ЯН: МЕРИДИАН ЖЕЛУДКА

Предостережение: Если у вас высокое кровяное давление, отнеситесь к выполнению этого упражнения с большой осторожностью.

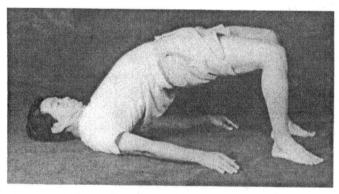

Рис. 7.2.1. Поднявшаяся гора: *Поднимитесь от поясничной части как можно выше, как поднимается разводной мост.*

1. Лечь на спину, руки по бокам ладонями вниз. Поднимите колени вверх, не отрывайте ступней от пола. Крестец начинайте поднимать на выдохе. Нижняя часть поясничной области, перемещаясь вверх, должна следовать за ним.

2. Очень медленно, один за другим, отрывайте каждый поясничный позвонок от коврика.

3. Один за другим поднимайте каждый грудной позвонок над ковриком, пока не дойдете до шейных позвонков. Когда вы начнете перекатываться на плечи, держите шею и голову на коврике, в одной плоскости.

4. Поднимайте туловище до тех пор, пока вы будете чувствовать себя удобно. Следите за тем, чтобы все это время дыхание было глубоким. Оставайтесь в таком положении несколько мгновений.

5. Опустите позвоночник вниз, позвонок за позвонком. Сначала осторожно верните на коврик грудные позвонки, потом поясничные, и наконец, крестец. Опускаясь, замечайте, какие позвонки касаются коврика по одному, а

какие группой. Почувствуйте открытость каждого позвонка и текущую через него *Ци*. Это требует медленных, внимательных движений. (Развив осознание и приобретя некоторую сноровку, вы сможете согласовывать скорость движения с ритмом дыхания.)

6. Повторите. Отдохните, улыбнитесь своему позвоночнику и расслабьтесь. Дайте ощущению здоровья распространиться по всему телу. Продолжая улыбаться, вдыхайте золотую энергию через позвоночник и каждую клеточку своего тела.

7.3. Сверчок отдыхает на цветке

АКТИВИЗИРУЕМЫЕ МЕРИДИАНЫ:
ЯН: МЕРИДИАН ЖЕЛУДКА
ИНЬ: МЕРИДИАН ПЕРИКАРДА

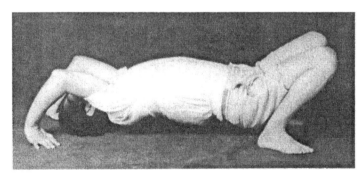

Рис. 7.3.1.
Перекатывание с затылка на макушку:
Вначале поднимите все позвонки, начиная от крестца, потом перекатывайтесь с затылка на макушку, поднимая торс дугой вверх.

1. Лягте на спину, руки по бокам ладонями вниз. Поднимая колени, не отрывайте ступни от пола. Прочувствуйте изящество, контролируемость и сбалансированность, заложенные в упражнении «*Сверчок отдыхает на цветке*». Выполняя это упражнение, сохраняйте ощущение покоя и твердости телесной структуры, оставшееся после выполнения предыдущего упражнения. Сделайте выдох и, продолжая движение, дышите нормально. Медленно, как и при выполнении упражнения «*Гора поднимается из моря*», поднимите крестец, поясничные позвонки, потом грудные. Достигнув шейных позвонков, положите ладони возле ушей, пальцами по направлению к ступням, чтобы стабилизировать перекатывание головы на макушку.

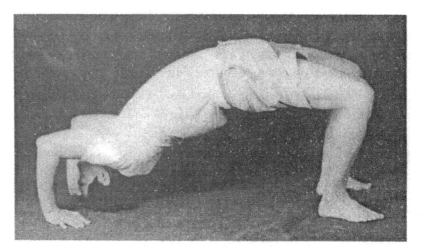

Рис. 7.3.2. Высшая точка «Сверчка на макушке»: *Тело полностью растянуто, макушка головы на коврике.*

Перекатывайте голову, начиная от основания черепа и до макушки. Убедитесь, что все тело поднято над ковриком — только ступни, руки и макушка касаются коврика.

Примечание: Прекратите выполнять упражнение, если оно вызывает у вас сильное чувство дискомфорта!

2. Сделайте вдох и начинайте медленно перекатываться обратно, сначала голову, потом шею, грудную часть позвоночника, поясничную и крестец. Возвращайте вниз по одному позвонку. Дыхание нормальное.

3. Выдохните и медленно поднимите крестец, поясничную область и бедра, а также грудную область, позвонок за позвонком. Достигнув верхней части грудного отдела, ненадолго задержитесь.

4. Делая вдох, медленно опуститесь вниз. Отдохните. Дышите и улыбайтесь своему позвоночнику. Вдыхайте золотистую энергию в позвоночник и выдыхайте окрашенную в серый цвет негативную энергию.

5. Медленно выдыхая воздух, опять поднимите позвонок за позвонком: крестец, бедра, поясничные позвонки и грудные. Будьте красивым сверчком — поднимитесь полностью и, оставаясь в удобных для вас пределах, сохраняйте позу до минуты.

6. Делая медленный вдох, начинайте возвращаться в исходное положение, касаясь коврика каждым позвонком по очереди. Отдохните. Обратив внимание на ощущения своего тела, улыбнитесь. Насладитесь этими ощущениями. Дышите сознательно.

7.4. Змея поворачивается к *Точке крыла*

Цзя-пэ, или «Точка крыла», расположена между лопатками, в средней части грудной области. Это точка на позвоночнике напротив сердечного центра (который находится за грудиной), между грудными позвонками 5 и 6. Область вокруг *Точки крыла* носит название «Заднего *Багуа*». Область вокруг грудины называется «Передним *Багуа*». У женщин из-за давления, оказываемого бюстгальтером, и сдавливания тканей груди часто наблюдается застой энергии в этих областях. Возникающие в результате этого блокировки могут вызывать боли и всевозможные заболевания.

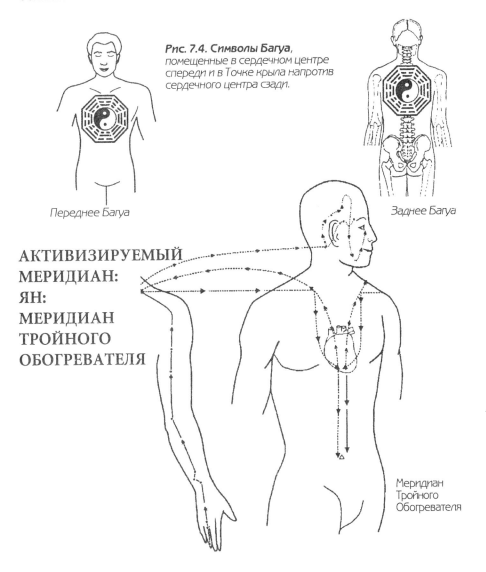

Рис. 7.4. Символы Багуа, помещенные в сердечном центре спереди и в Точке крыла напротив сердечного центра сзади.

Переднее Багуа

Заднее Багуа

АКТИВИЗИРУЕМЫЙ МЕРИДИАН:
ЯН:
МЕРИДИАН ТРОЙНОГО ОБОГРЕВАТЕЛЯ

Меридиан Тройного Обогревателя

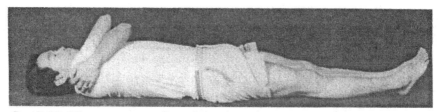

Рис. 7.4.1. Обхватите плечи: _Возьмитесь руками за плечи, скрестив их на грудной клетке._

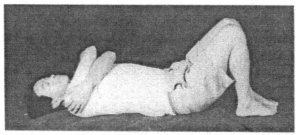

Рис. 7.4.2. Колени подняты: _Согните колени, чтобы расслабить живот._

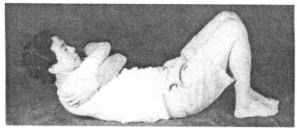

Рис. 7.4.3. От Точки крыла: _Подобрав подбородок и делая выдох, поднимайте грудной отдел позвоночника._

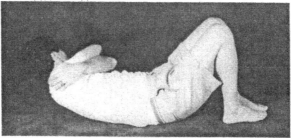

7.4.4. Поворот влево: _Продолжая выдох, поверните верхнюю часть туловища влево, начиная от Т5—Т6. Задержитесь в этом положении._

Поворот змеи открывает меридианы, через сердечный центр соединяя Переднее и Заднее _Багуа_, так что энергия начинает поступать вниз, к почкам, и дальше — к яичникам у женщин или к предстательной железе у мужчин. Открытие этих меридианов предотвращает распространение на переднюю часть тела болезненных застоев в спине. Кроме того, это упражнение эффективно помогает мужчинам открыть сердце.

1. Сначала лягте на спину. Обхватите себя руками, легонько захватив плечи снаружи. Поднимите колени, так, чтобы ступни всей поверхностью касались пола.

2. Подберите подбородок и выдыхайте воздух, одновременно поднимая верхнюю часть туловища, начиная от *Точки крыла*.

3. Продолжая держать подбородок подобранным, поверните верхнюю часть туловища и голову влево, не отрывая нижнюю часть тела от коврика. Когда вы поворачиваете верхнюю часть туловища, вы должны быть уверены, что поднимаете над ковриком только грудные позвонки 1—6. Ваша цель — открыть сердечный центр и *Точку крыла*. Сделайте вдох и вернитесь в центральное положение. Выдыхая, скручивайте верхнюю часть тела вправо.

4. На вдохе вернитесь в центральное положение. Расслабьтесь. Когда вы выполняете это упражнение, движения совершает только верхняя часть спины. Почувствуйте, как открывается Заднее *Багуа*. Почувствуйте тепло и *Ци* в верхней части спины. Почувствуйте открывшуюся *Точку крыла*.

5. Расслабьтесь, улыбнитесь и направьте Золотой Свет в Заднее *Багуа*.

6. Выполняя это упражнение, делайте по меньшей мере по три поворота в каждую сторону.

7.5. Ребенок играет и смеется

Это упражнение активизирует лимфатическую систему, помогая лимфе от периферийных частей тела перемещаться в околосердечную лимфатическую полость.

Счастливый ребенок часто выражает радость, катаясь на спине с задранными вверх руками и ногами. Чувствуя себя совершенно раскованно, он легко и свободно трясет всеми конечностями, воркует, издает какие-то булькающие звуки, смеется. Название «*Ребенок играет и смеется*» упражнение получило именно благодаря такому поведению. Смех увеличивает секрецию конкретных эндорфинов, что, в свою очередь, приводит к повышенному насыщению крови кислородом. Это способствует расслаблению артерий, сердце начинает биться быстрее, кровяное давление снижается. Все это оказывает положительное влияние на состояние сердечно-сосудистой и респираторной систем. Смех повышает иммунную реакцию организма.

Цель практик *Международного Исцеляющего Дао* — улучшить состояние здоровья, то есть улучшить качество жизни, повысить жизнеспособность (количество и качество жизненной *Ци*), увеличить продолжительность жизни и

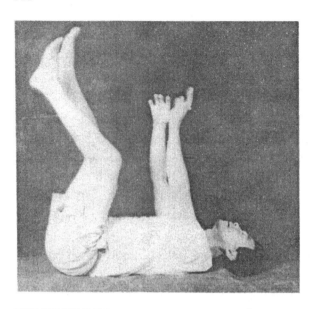

Рис. 7.5.1. Подобно ребенку: *Встряхивание освобождает тело. Наблюдайте, как лимфа течет от ваших конечностей. Почувствуйте поток Ци во всем теле.*

дать нам возможность реализовать свой генетический, эволюционный и духовный потенциал.

1. Лягте на спину, поднимите ноги и руки вверх и трясите ими, как будто вы болтающаяся на ниточке тряпичная кукла. Дышите глубоко, издавая звуки, помогающие освободиться от напряжения, и сопровождая выдох долгими вздохами. Встряхивание освобождает тело. Когда вы засмеетесь, вы почувствуете, как активизируется брюшная полость. А еще лучше, начинайте смеяться, когда вы трясете конечностями.

2. Перестаньте трясти руками и ногами и подержите их в поднятом состоянии.

3. Повторите встряхивание и отдых по меньшей мере дважды.

4. Опустите руки и ноги на коврик. Отдохните и насладитесь ощущениями, которые вызывает распространяющаяся по всему телу *Ци*, особенно в области пупка и поясницы. Дышите сознательно.

7.6. Ласточка расправляет свои перышки

1. Лежа на спине с поднятыми под прямым углом ногами и держа руки по бокам ладонями вниз, прижмите поясничную область к коврику. Опираясь на руки, медленно поднимите ноги прямо вверх, слегка приподняв крестец над ковриком, чтобы уравновесить усилие ног и поясничной мышцы.

2. Поднимайте ноги настолько, насколько вам это удобно, потом медленно опустите их вниз, почти до коврика. Когда пятки будут на расстоянии

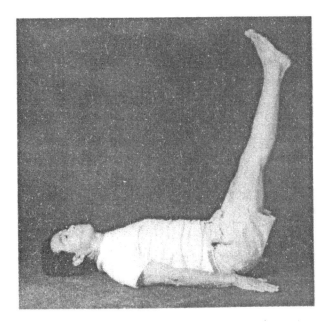

Рис. 7.6.1. Поднимите перышки: Опираясь на руки, поднимите ноги и прижмите поясничную область к коврику.

приблизительно·15 см от пола, выждите мгновение, а затем опять поднимите ноги вверх.

3. Поясничная область все время прижата к коврику.

4. Разведите ноги на удобное расстояние и с помощью подвздошно-поясничных и поясничных мышц медленно описывайте ногами большие круги. Если хотите, можете при этом касаться руками поясничных мышц на внутренней поверхности бедер, рядом с паховой областью. Держа ноги прямыми, опишите пять больших, плавных, правильных окружностей.

Рис. 7.6.2. Перо движется по кругу: Опишите ногами в воздухе 5 окружностей. Левая нога движется по часовой стрелке, правая — против. Потом наоборот.

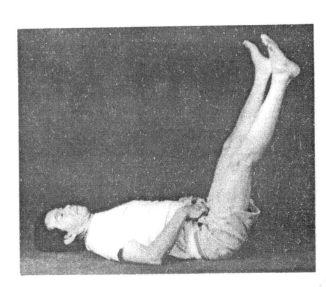

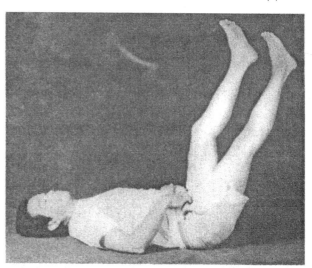

Рис. 7.6.3. Крест-накрест:
Двигая ногами из стороны в сторону, перекрещивайте ноги, чередуя их положение.

5. Продолжая держать ноги поднятыми, сделайте еще пять кругов в противоположном направлении. Ноги должны двигаться медленно, поясничная область расслаблена и лежит на коврике.

6. Медленно двигая ногами из стороны в сторону, перекрещивайте ноги, всякий раз чередуя их положение спереди и сзади. Повторите несколько раз.

7. Прижимая поясницу к коврику, медленно опустите ноги.

8. Отдохните и насладитесь испытываемыми ощущениями. Дышите глубоко и улыбайтесь.

7.7. Обезьяна обнимает колени

7.7.1. ОПИСАНИЕ.

Развитие «Мышцы *Ци*»: гармоничное соединение в автоматическом движении круговых мышц сфинктеров с поясничной мышцей. В этом разделе мы объединяем эффекты сокращения и расслабления «Духовной мышцы» (грудинно-брюшной диафрагмы — полное дыхание тела) и «Мышцы души» (поясничной мышцы) с сетью круговых мышц сфинктеров нашего тела. Даосы называют мышцы сфинктеров «Мышцами *Ци*». Система сфинктеров, которые имеются по всему телу, является основным инициатором, субстратом, источником, активизирующим все процессы в теле. Все внутренние органы, мышечные системы, система кровообращения, лимфатическая система и пищеварительная система — все в теле обязано своим функционированием мышцам сфинктеров.

Сфинктеры — основная форма в животной жизни, включая сложные человеческие существа, которую можно проследить вплоть до простейшей доисторической амебы. Примитивная часть человеческого мозга, которую иногда называют мозгом рептилий, функционирует в основном на подсознательном уровне. Она поддерживает и регулирует все существенные жизненные процессы: все мышечные движения, дыхание, циркуляцию всех жидкостей в теле, пищеварение и все выделения организма. Этот мозг теснейшим образом связан со сфинктерами.

Сфинктеры представляют собой мышцы кольцевидной формы, которые окружают отверстия в теле. Внутри тела такие отверстия образуются круглыми кольцевыми мышцами, проходящими через слои мышц, называемые диафрагмами, которые отделяют одну область или поверхность от другой. Но сфинктеры существуют и на наружных поверхностях тела. Они сокращаются и освобождаются, закрываются и открываются, уплотняются и расслабляются. С первого крика ребенка начинается жизнь никогда не прекращающегося открывания и закрывания синхронизированной системы сфинктеров его тела. В конце жизни, с последним вздохом, сфинктер, окружающий ротовое отверстие, открывается — но больше не закрывается. Сфинктеры перестают функционировать, и тело прекращает свое существование.

Наша жизнь основана на непрерывной цепи открывания и закрывания, сокращения и расслабления. Круговые мышцы имеются в самых разных частях тела, как внутри, так и снаружи. Именно их скоординированное и гармоничное сокращение и расслабление инициирует дыхание, пищеварение, циркуляцию, процессы выделения и все мышечные движения. В человеческом теле нет ничего, что бы не зависело от работы круговых мышц. Наши глаза открываются и закрываются, чтобы видеть. Наши ноздри открываются и закрываются, чтобы дышать. Наш рот открывается и закрывается, чтобы есть и пить. Мышцы сокращаются и расслабляются, чтобы двигаться. Ладони раскрываются и закрываются, чтобы что-нибудь взять или отдать. Сердце сокращается и расслабляется, чтобы кровь могла циркулировать по телу. Желудок и кишечник сокращаются и расслабляются, чтобы переваривать пищу.

Работа всех мышц состоит из сокращения и расслабления; существует связь между сетью круговых мышц-сфинктеров и любой другой системой тела. В здоровом теле все сфинктеры сокращаются и расслабляются одновременно, следуя естественному пульсирующему ритму. Согласно представлениям даосов, гармоничное действие этой основной системы сфинктеров

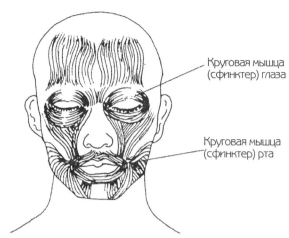

Рис. 7.7.1. Круговые мышцы сфинктеров лица вокруг глаз и рта.

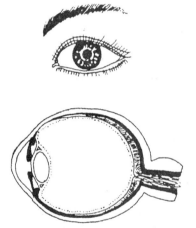

Рис. 7.7.2. Глаз человека, ресницы и веко. Поперечный разрез глазного яблока:
Рядом со зрачком показан зрачковый сфинктер радужной оболочки, который при ярком освещении сокращается, уменьшая поверхность зрачка.

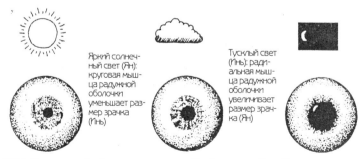

Рис. 7.7.3. Зрачковый сфинктер радужной оболочки: Он образует кольцо вокруг зрачка у границы радужной оболочки. При тусклом свете способная сокращаться радужная оболочка отходит назад, сильнее открывая поверхность зрачка.

представляет собой механизм, который снабжает жизненной *Ци* каждую клеточку нашего тела.

Мышцы сфинктеров — это первые мышцы, которые мы используем в младенческом возрасте. Они служат для отправления основных функций ребенка — сосания молока и экскреции. Наблюдая за сосущим ребенком, нетрудно заметить, что при каждом сосущем движении рот сжимается. Одновременно сжимаются веки, ручки сжимаются в кулачки, сжимаются основания ступней и по пищеварительному тракту пробегают волны перистальтических движений — ряд последовательных сокращений и расслаблений. Одновременно сжимаются сфинктеры ануса и уретры.

Работа системы сфинктеров состоит в основном из непроизвольных, естественных одновременных сокращений и расслаблений. Научившись управлять ею сознательно, мы теряем ощущение естественных связей и ритма. Но когда мы утрачиваем контакт с этими основными естественными ритмами своего тела, начинают возникать проблемы. В здоровом теле существует тесная связь между сокращением и расслаблением нескольких диафрагм — таких, как грудная (которая регулирует дыхание), диафрагма таза и мочеполовая, — и системой сфинктеров. Диафрагмы и сфинктеры должны пульсировать ритмично и гармонично.

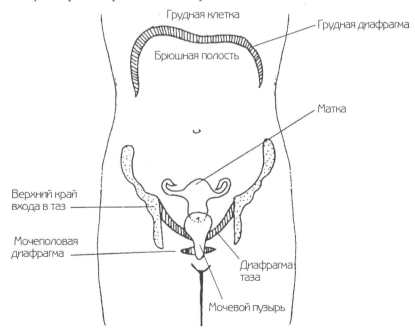

Рис. 7.7.4. Грудная, тазовая и мочеполовая диафрагмы у женщин.

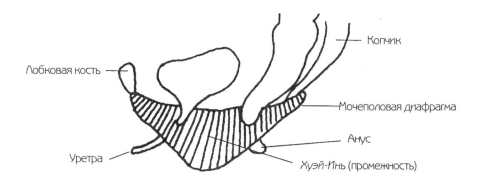

Лобковая кость

Копчик

Мочеполовая диафрагма

Анус

Уретра

Хуэй-Инь (промежность)

Рис. 7.7.5. Мужская уретра, выходящая из мочевого пузыря, и прямая кишка, проходящая через мочеполовую диафрагму.

Когда мы спим, наши глаза движутся в ритме нашего дыхания. Во время выдоха глаза слегка сокращаются, во время вдоха они расслабляются и слегка расширяются. Эта никогда не прекращающаяся последовательность сокращений и расслаблений едва уловима, но это движение. И это слабое движение проходит через все тело, включая конечности и внутренние органы. Это своего рода элементарное, естественное упражнение. Движение глаз во время сна, которое отражается на веках, наполняет нас жизненной силой, *Ци*, — подобно перезарядке аккумулятора.

Когда в одном или нескольких участках тела сфинктеры ослабевают, их можно укрепить с помощью специальных упражнений, объединив с остальными, более сильными сфинктерами. Если один из сфинктеров утратил природную взаимосвязь с остальными и ритм общей сети сфинктеров, «переобучение» может восстановить его правильное функционирование. Например, выполняя упражнение для сфинктеров век, можно установить связь и помочь развить слабый сфинктер уретры (слабость этого сфинктера может привести к недержанию мочи)[7].

Основными сфинктерами являются два нижних, один спереди, другой со стороны спины — сфинктеры уретры и ануса. Их сокращение чувствуется во всем теле и служит ключом для передачи *Ци* из нижней части тела вверх к мозгу. Понятно, что самым сильным анальный сфинктер бывает тогда, когда он здоров.

Когда ребенок сосет грудь, сокращаются сфинктеры глаз, рта, ануса и промежности. Эти сокращения постепенно активизируют все непроизвольно сокращающиеся мышцы. Сердце, вены и артерии также снабжены круговыми мышцами. Все круговые мышцы тела — рта, глаз, ануса, мочеполо-

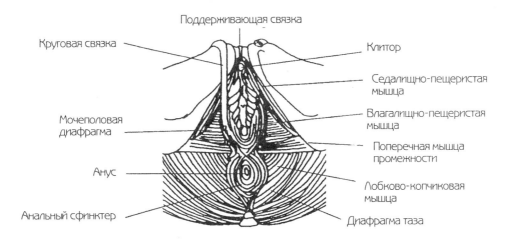

Круговая связка

Поддерживающая связка

Клитор

Седалищно-пещеристая мышца

Влагалищно-пещеристая мышца

Мочеполовая диафрагма

Поперечная мышца промежности

Анус

Лобково-копчиковая мышца

Анальный сфинктер

Диафрагма таза

Рис. 7.7.6. Женская мышца Ци.

вой диафрагмы и диафрагмы таза — взаимосвязаны. Активизируясь, они активизируют также поясничную мышцу. Упражнение «Обезьяна обнимает колени» предназначено для соединения круговых мышц с поясничной, чтобы установить взаимосвязь и развить естественную внутреннюю силу и гармонию.

Упражнения этого раздела делятся на две части. Часть I сосредоточена на развитии осознания отдельных сфинктеров с последующим объединением их движений. Для этого вначале необходимо изолировать каждую область, чтобы развить ее осознание, а потом добавлять их друг к другу, пока они не будут связаны одним-единым движением. Эти упражнения помогут добиться силы, равновесия и координации сфинктеров. Часть II добавляет скоординированные движения сфинктеров к уже изученным упражнениям для поясничной мышцы. Задача этих упражнений — связать естественный ритм сфинктеров с сокращениями диафрагмы и поясничной мышцы, так, чтобы они пульсировали вместе в естественной гармонии. В конце концов все взаимосвязано между собой. В какой-то момент вы можете почувствовать, как тело объединяется в автоматическом движении.

7.7.2. Часть I. Развитие чувствительности сфинктера, силы, равновесия и координации

Стратегия: Упражнения подобраны таким образом, чтобы их могли выполнять люди, находящиеся на разных этапах своего осознания, с разным состоянием тела, разным опытом и способностями. Вы можете выбрать те из них, которые больше всего подходят вам для достижения ваших целей, для того чтобы ваше время и энергия могли быть использованы с максимальной эффективностью. Вы можете разработать собственную стратегию на более длительный срок, чтобы систематически развивать осознание своих сфинктеров, укреплять, координировать и уравновешивать их. Или, если ваши предыдущие тренировки уже позволили вам добиться значительных результатов в работе над системой сфинктеров, вы, может быть, предпочтете забежать вперед и сосредоточиться на более продвинутых этапах практики.

Общая стратегия упражнений заключается в том, чтобы для развития осознания изолировать отдельные сфинктеры, хотя они и связаны между собой. Один сфинктер может активизировать связь с другими. Слабые связи можно усилить за счет более прочных. Будьте терпеливы и помните, что результатов часто можно добиться окольным путем. Выполняя упражнения, не переходите границ комфортной для вас зоны.

Каждое упражнение включает три фазы. Выполняйте каждую фазу 3—9 раз. Сокращение сфинктеров осуществляется в процессе выдоха.

Фаза 1. Сокращение, задержка, потом расслабление и вдох (5—10 секунд на каждую круговую мышцу).

Фаза 2. Выполнить последовательность сдвоенных сокращений, второе сильнее первого (выполняется быстрее).

Фаза 3. Быстрое повторение сокращений — без расслабления между ними.

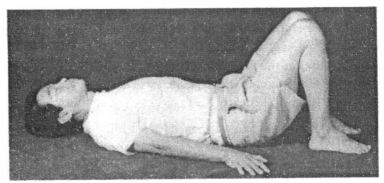

Рис. 7.7.7. Исходное положение: Выполнять сокращения сфинктера лежа на спине, руки по бокам, колени подняты, стопы подтянуты к ягодицам и всей поверхностью опираются на коврик.

1. **Сочетание сфинктеров глаз и рта.** Плотно закройте глаза и сильно сожмите веки, так, чтобы сморщилась вся область вокруг глаз. Расслабляясь, глаза не открывайте, держите их закрытыми, выполняя всю последовательность движений. Одновременно соберите в складки губы, выставив их наружу и используя нижнюю губу и челюсть для подталкивания верхней губы, так, чтобы она закрутилась к носу. Повторите эти сокращения сфинктеров, следуя описанным выше фазам.

2. **Вслед за этим к сморщиванию, сжатию и сминанию добавьте сокращение мышц рук и стоп.** Для этого сожмите руки в кулаки и сжимайте подошвы стоп, как будто вы пытаетесь захватить пальцами ног и стопами коврик, одновременно прижимая их к коврику. В то же время прижмите поясницу к коврику и поднимите крестец вверх, как описано в предыдущих упражнениях. Повторите во всех трех фазах.

   Примечание: Мышцы рук и стоп не являются сфинктерами, но они воздействуют на сфинктеры и стимулируют их работу.

3. **Нижний передний сфинктер (сфинктер уретры).** Сожмите сфинктер уретры точно так же, как вы сжимаете его, чтобы остановить мочеиспускание. Просто концентрируйтесь на этом сфинктере. Попытайтесь отделить его от заднего сфинктера ануса. Выполните все три фазы сжатия сфинктера.

   Когда вы сжимаете сфинктер, прижимайте поясничную область к полу и поднимайте крестец, как в упражнениях, описанных раньше, а именно *«Река течет в долину»*. (Отдохните и пошлите улыбку в область поясницы, чтобы расслабить сфинктер.) Наблюдайте ощущения в теле и свои ощущения *Ци.*

4. **Задний сфинктер** (анальный сфинктер состоит из двух круговых мышц — внутренней и внешней). Как и в случае переднего сфинктера, сожмите анус с помощью внутренней и внешней мышц анального сфинктера, как будто вы сопротивляетесь позыву к дефекации. Эти мышцы обычно значительно сильнее, чем мышца переднего сфинктера. Выполняя сокращение мышц, одновременно прижимайте поясницу к коврику и поднимайте крестец. Выполните все три фазы. Отдохните, пошлите улыбку в вовлеченные области и наблюдайте за своими ощущениями.

5. **Одновременно сожмите передний и задний сфинктеры.** Сокращения сфинктеров выполняйте в сочетании с движениями поясничной области и крестца. Выполните все три фазы. Отдохните, пошлите улыбку и наблюдайте.

6. **Одновременное сокращение мышц глаз, рта, рук и стоп, нижних переднего и заднего сфинктеров.** Все сокращения сочетайте с движениями поясницы

и крестца. Выполните три фазы. Отдохните, пошлите улыбку и наблюдайте ощущения.

Часть II. Держа руками колени, крепко их обнимите. Не поднимайте колени выше, чем в упражнении 6.7. «Обезьяна обнимает колени»

АКТИВИЗИРУЕМЫЙ МЕРИДИАН: ЯН: МЕРИДИАН МОЧЕВОГО ПУЗЫРЯ

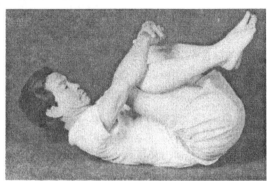

Рис. 7.7.8. Начало упражнения:
Сначала сожмите глаза, рот,
промежность и половые органы.
Потом добавьте движения крестца и
поясничной области вверх-вниз.

ВЗАИМОДЕЙСТВИЕ: выполните все три фазы, как и в Части I.

1. **Колени к груди.** Подтяните колени к груди и сожмите над ними руки.

2. **Начинайте легко сжимать глаза, рот, промежность и половые органы.** Сожмите глаза, рот, промежность и половые органы несколько раз. В эти движения автоматически вовлекается поясничная мышца.

3. **Сжимайте только глаза и половые органы. Выполняйте движения крестцом и поясничной областью.** Сожмите и расслабьте только круговые мышцы глаз и половых органов, после чего начинайте выполнять движения поясничной областью и крестцом вверх-вниз. Круговая мышца рядом с половыми органами тесно взаимосвязана с поясничными мышцами. Круговые мышцы глаз также связаны с круговой мышцей у половых органов. Не имеет значения, сжимаете вы мышцы на вдохе или на выдохе, просто продолжайте сжимать и расслаблять глаза и половые органы. Сжимайте и расслабляйте. Многократно повторите это сжатие и расслабление, в течение пяти-десяти минут раскачивая крестец вверх-вниз, чтобы полностью вовлечь поясничные мышцы.

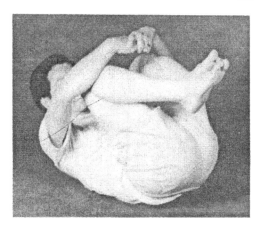

Рис. 7.7.9. Сжатие и расслабление круговых мышц при одновременных движениях крестца и поясницы:

А. Сжать глаза и половые органы.

В. Сжать рот и половые органы.

С. Сжать глаза, рот, анус, промежность и половые органы.

4. Рот и половые органы при движении крестца и поясницы. Теперь сжимаем только рот и половые органы. Обратите внимание на разницу. Как рот, так и половые органы работают вместе с поясничной мышцей, спиной и диафрагмой. Продолжайте сжатие и расслабление в течение нескольких минут. Замечайте связь между круговыми мышцами, спиной, диафрагмой и поясничной мышцей.

5. В заключение сжимайте вместе глаза, рот, анус, промежность и половые органы. Почувствуйте, как благодаря связи всех этих круговых мышц сжатие получается более сильным. Откройте для себя связь между глазами, ртом, анусом, промежностью, половыми органами, поясничной мышцей, поясничным отделом позвоночника и диафрагмой. Продолжайте сжатие и расслабление в течение нескольких минут. У некоторых людей во время расслабления происходят непроизвольные сокращения мышц. Если это случается, не мешайте мышцам самим сокращаться и расслабляться, пока эти автоматические сокращения не прекратятся или вы сами не решите прекратить их.

6. Отдохните, опустив ноги на коврик. Опустите ноги на коврик и почувствуйте, как течет *Ци* по всему вашему телу. Сфокусируйте внимание на ощущениях внутри тела.

Замечание: Круговые мышцы по всему телу даосы называют также «мышцами *Ци*». Когда они активизируются, как при выполнении этого упражнения, все тело испытывает стимулирующее действие *Ци*. Когда сеть «мышц *Ци*» гармонично связана с поясничной мышцей («Мышцей души»), человек начинает лучше сознавать физические и энергетические основы *И, силы ума-глаз-сердца.*

Глава 8. Комплекс 3

Дух влюбленной кобры: *И*

Краткое описание комплекса. Эти упражнения начинаются из положения лежа лицом вниз и включают два последних движения в положении сидя. Позвоночник вначале изогнут в нижней части, потом в верхней и нижней, потом полностью прогибается верхняя часть. После этого в упражнении «Павлин» вводятся движения позвоночника в стороны и вращение, направленное вверх. Кроме того, вращения позвоночника осуществляются в двух сидячих положениях.

Любовный ритуал кобры включает ряд движений и содержит несколько элементов, с которыми вы уже познакомились, изучая предыдущие упражнения. Чтобы добиться хорошего самочувствия, нужно просто точно следовать внешней механике движений и правильно дышать. Если вы хотите получить от упражнений максимальную пользу, вы должны научиться чувствовать и координировать внутренние связи, динамику и *И*. Тогда все ваши труды будут оплачены с лихвой.

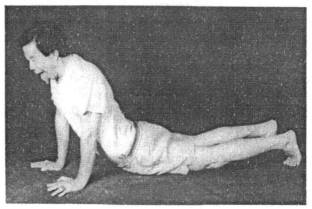

Рис. 8.3.1А. Полностью поднявшаяся «Влюбленная кобра».

8.1. ДЕЛЬФИН ПОДНИМАЕТ ХВОСТ

8.2. ПОЛЕТ ВО СНЕ

8.3. ЛЮБОВНЫЙ РИТУАЛ КОБРЫ

8.4. ПАВЛИН СМОТРИТ НА СВОЙ ХВОСТ

8.5. ОБЕЗЬЯНА ПОВОРАЧИВАЕТ ПОЗВОНОЧНИК К НОГЕ НАРУЖУ

8.6. ОБЕЗЬЯНА ПОВОРАЧИВАЕТ ПОЗВОНОЧНИК К НОГЕ ВНУТРЬ

8.1. Дельфин поднимает хвост

АКТИВИЗИРУЕМЫЕ МЕРИДИАНЫ:
ЯН: МЕРИДИАН МОЧЕВОГО ПУЗЫРЯ
ИНЬ: МЕРИДИАН ПОЧЕК

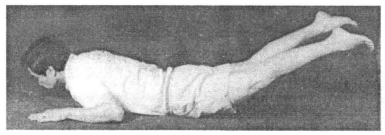

Рис. 8.1.1. А. Напрягите ягодицы, поднимите ноги и голову.
В. Совершайте вращательные движения ногами.
С. Измените направление вращения ног.

1. Лягте на живот, руки положите на коврик несколько впереди плеч. Сожмите и напрягите ягодицы, чтобы защитить нижнюю часть спины. *Выдыхая* воздух, слегка поднимите обе ноги и голову над ковриком, мягко изогнув спину.

2. На *вдохе* плавно вернитесь в исходное положение.

3. Опять сожмите ягодицы и поднимите ноги и голову. Описывайте ногами круги в воздухе, вращая их в противоположных направлениях.

4. Вдохните и медленно опуститесь на коврик. Отдохните, сделав один-два вдоха. После этого повторите упражнение, изменив направление вращения ног на противоположное.

5. Выдыхая воздух, опять поднимите ноги и голову и, двигая ногами из стороны в сторону, пересекайте ноги, поочередно меняя верхнюю и нижнюю.

6. Отдохните. Дышите сознательно, направляя дыхание в поясничные позвонки и полностью расслабив все тело.

8.2. Полет во сне

АКТИВИЗИРУЕМЫЕ МЕРИДИАНЫ:
ЯН: МЕРИДИАН МОЧЕВОГО ПУЗЫРЯ
ИНЬ: МЕРИДИАН ПОЧЕК

1. Лежа на животе, вытяните руки вперед за голову, ладонями вниз. Выдыхая воздух, одновременно поднимите руки, голову и ноги, прогнув спину. Поднимите глаза и на несколько секунд задержитесь в этом положении.

2. На вдохе вернитесь в исходное положение на коврике. Расслабьтесь.

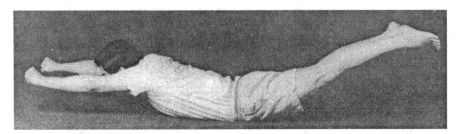

Рис. 8.2.1. А. Одновременно поднимите руки, голову и ноги; взгляд переведите вверх.
В. Поднимите и прогните спину, так, чтобы только лобковая кость касалась коврика.

3. Опять во время выдоха, но на этот раз сжав кулаки, поднимите руки, голову и ноги и еще сильнее прогните спину, так, чтобы только лобковая кость касалась пола. Задержитесь на несколько секунд.

4. Вдохните и расслабьтесь.

5. Повторите несколько раз и потом полностью расслабьтесь. Улыбайтесь и посылайте Золотой Свет в каждую область своего тела, где вы чувствуете тяжесть или напряжение. Наблюдайте ощущения, возникающие в вашем теле, когда оно отдыхает лежа на коврике. Освобождайтесь от напряжения, токсинов или использованной энергии, которые выходят в виде мрачно-серого цвета.

8.3. Любовный ритуал кобры

АКТИВИЗИРУЕМЫЕ МЕРИДИАНЫ:

A. ЯН: МЕРИДИАН ЖЕЛУДКА

B. ИНЬ: МЕРИДИАН СЕРДЦА

C. ИНЬ: МЕРИДИАН ЛЕГКИХ

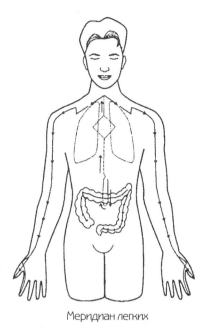

Меридиан легких

8.3.1. ОПИСАНИЕ

Интерпретация упражнения «Влюблен-ная кобра». Это последовательность движений, включающая несколько дополняющих друг друга поз. Основные движения и позы напоминают движения и позы кобры, которая известна своей способностью подниматься вверх, а также своим интересным ритуалом спаривания. Мы назвали поднятую позу «Влюбленной коброй», чтобы отличить ее от других упражнений кобры.

Примечательные особенности «Влюбленной кобры»:

(1) Упражнение *Поднявшаяся влюбленная кобра* состоит из последовательности движений, в которой для того, чтобы оттолкнуть тело от пола и прогнуть спину, активно используются руки. Тело поднимается над ковриком, начиная от лобковой кости.

(2) Подобранный подбородок замыкает шейные позвонки, чтобы избежать прогибания головы назад.

(3) Нижние части пальцев ног прижаты к полу, что для полностью поднятой позы «Влюбленной кобры» играет важную роль.

(4) В поднятом положении следует закатить глаза вверх, по направлению к макушке, и с рычанием высунуть язык.

Стратегия: Несколько раз выполните простую последовательность движений, как описано в Части I. Добейтесь того, чтобы вы начали их «чувствовать». Делайте это до тех пор, пока не сможете выполнять все движения точно и плавно, расслабившись и в то же время с силой. После этого приступайте к полному «основному» ритуалу, описанному в Части II, чтобы усвоить внутренние основы. Прочтите описательные страницы. Это поможет вам развить проницательность и получить полезную информацию, чтобы «облечь плотью» внутреннюю динамику практики «Влюбленной кобры» и ее любовный ритуал. Наконец, добавьте две дополнительные позы «причудливого» ритуала, которые описаны в Части III.

8.3.2. Часть I. «Простой» любовный ритуал кобры

ИНСТРУКЦИИ: объедините форму, движения и дыхание.

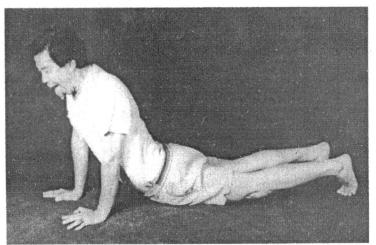

Рис. 8.3.1А. Заключительная поза «Поднявшейся влюбленной кобры»: прижмите нижние поверхности пальцев ног к коврику, напрягите ягодицы, поднимите спину, отталкивая корпус руками, подтяните подбородок, прогните спину, закатите глаза вверх, высуньте язык и рычите.

1. **Исходное положение.** Лягте на живот, положив ладони на коврик, грудная клетка ровная или, может быть, слегка подана вперед, к плечам — в зависимости от типа и состояния вашего тела. Сделав несколько проб, определите наилучшее исходное положение для своих рук. Ноги держите на небольшом расстоянии друг от друга, колени должны быть раздвинуты не больше чем на 15 см. Прижмите подушечки (нижние поверхности) пальцев ног к коврику.

2. **Толчок от пальцев ног.** Вдохните и, вжимая пальцы ног в пол, начинайте медленный выдох. Напрягите ягодицы и держите их в напряженном состоянии, чтобы защитить нижнюю часть спины от перенапряжения во время подъема.

Примечание: Изучая новые движения, следите за дыханием. Вы должны быть расслаблены и чувствовать себя удобно. Каждое движение совершенствуйте постепенно.

3. «Влюбленная кобра» поднимается. Продолжая держать колени, бедра и лобковую кость на коврике, медленно поднимайте верхнюю часть туловища, частично за счет мышц спины, но в основном упираясь руками. Сначала поднимите, насколько вам это удастся, нижнюю часть позвоночника с помощью сухожилий и мышц спины и продолжайте сохранять их участие в этом поднятом положении. Завершите подъем плавным непрерывным движением, сильнее опираясь на руки. Продолжайте медленно выдыхать (в случае необходимости сделайте короткий глоток воздуха). Прогибая спину, слегка подберите подбородок и закатите глаза вверх. Продолжайте выше подталкивать верхнюю часть туловища до тех пор, пока будете чувствовать себя в этом положении комфортно, но не отрывайте лобковую кость от коврика.

4. Задержитесь, закатите глаза, высуньте язык и рычите. Полностью прогнув

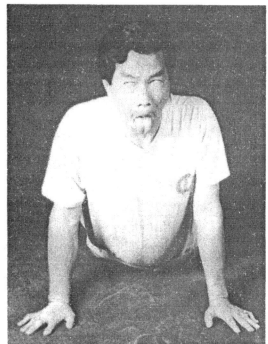

позвоночник и достигнув максимального растяжения в поднятом положении, задержитесь в этой позе, закатите глаза вверх ко лбу и сфокусируйте внимание на середине макушки. Продолжая закатывать глаза, высуньте как можно сильнее язык и рычите. Когда вы, издавая рычание, полностью закончите выдох, продлите его еще чуть-чуть, еще немного растяните язык и усильте концентрацию внимания на средней точке макушки — но не перенапрягайтесь.

5. Ослабляя растяжение, опуститесь вниз. Расслабив язык и глаза, но продолжая напрягать ягодицы, медленно опуститесь на коврик. Когда лоб коснется коврика, освободите стопы, так,

Рис. 8.3.1В. Задержитесь, закатите глаза, высуньте язык и рычите. Достигнув максимального вытягивания, задержитесь в этом положении, закатите глаза в сторону макушки, высуньте язык и рычите.

чтобы кончики пальцев повернулись кверху и могли отдохнуть на коврике. Расслабьте обращенные вверх подушечки пальцев и подошвы ног.

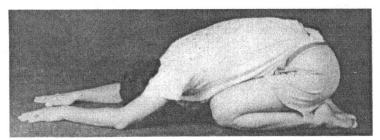

Рис. 8.3.2. Отдых на пятках. *Ягодицы на пятках, живот на бедрах, лоб на коврике, ладони и предплечья впереди.*

6. **Вернитесь в положение сидя на пятках.** Держа нос над самым ковриком и упираясь предплечьями, локтями и ладонями, переместите туловище назад — так, чтобы ягодицы в конце концов опустились на пятки. Когда вы перестанете использовать предплечья и кисти рук для подталкивания туловища, то есть когда управление движением назад возьмут на себя верхние части ног, продолжайте держать предплечья и кисти впереди на коврике. Пусть они свободно скользят по коврику; держите нос поближе к поверхности коврика все время, пока туловище движется над бедрами назад. Когда ягодицы опустятся наконец на поднятые кверху пятки, дайте животу и нижней части грудной клетки опуститься на бедра. Опустите лоб на коврик и ощутите, как все ваше туловище как будто плавится, сливаясь с ковриком. Насладитесь ощущениями тела; дышите сознательно, пока полностью не расслабитесь и не почувствуете прилив новых сил.

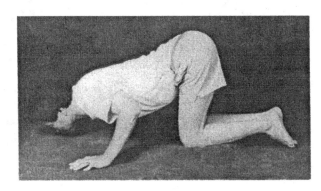

Рис. 8.3.3. Кобра поднимается на полпути вперед. *Используйте ноги, чтобы подняться с пяток вперед, сдвиньте пальцы ног назад в положение упора, нос держите у самого коврика. Локти, предплечья и ладони скользят вперед по коврику до исходного положения для подъема. С их помощью поддерживайте плавное низкое движение вперед грудной клетки до исходного положения для подъема.*

7. Движение «Влюбленной кобры» вперед и вверх. После короткого отдыха сделайте выдох и поднимите лоб и грудную клетку — так, чтобы нос касался коврика. Используя верхние части ног, поднимите ягодицы с пяток и, продолжая передвигать тело вперед, сделайте вдох. После того как ягодицы в своем движении вперед поднимутся с пяток, сдвиньте пальцы ног и стопы назад — так, чтобы вы могли воспользоваться пальцами для упора. Продолжая держать нос у коврика, скользите кистями и предплечьями вперед по коврику, до исходного положения «Влюбленной кобры». Во время движения продолжайте медленно вдыхать воздух. Когда руки достигнут положения, необходимого для подъема, используйте опирающиеся на коврик предплечья и локти, чтобы поддержать продолжающееся плавное движение вперед грудной клетки чуть выше коврика. Движение вперед плавно и непрерывно переходит в фазу движения кобры вверх.

Когда грудная клетка переместится вперед до исходного положения, опустите бедра и лобковую кость на коврик. Напрягите ягодицы и начинайте медленный выдох. Чтобы подняться в позу кобры, начинайте поднимать спину, упираясь руками. Прогните позвоночник, подберите подбородок, задержитесь... закатите глаза вверх, высуньте язык и издайте рычание. Повторите ритуал по меньшей мере два раза.

8. Заключительная фаза: отдохните на пятках, потом на спине. Выполнив упражнение последний раз, расслабьтесь и соберитесь в согнутом положении на коленях. После этого подайтесь вперед, перевернитесь на спину и полностью расслабьтесь. Осознайте ощущения своего тела и свое ощущение энергии и выполните сознательное дыхание.

8.3.3. Часть II.
«Основной» любовный ритуал кобры

ОПИСАНИЕ: задача упражнения. Присмотритесь к своим ощущениям. Подушечки пальцев прижаты к коврику, подошвы ног отогнуты вверх под прямым углом. Такое положение обеспечивает давление пальцев вниз, что в пятках ощущается как давление, направленное назад. Это обеспечивает хорошее растягивание связок, сухожилий и мышц в пальцах ног и основаниях стоп и стимулирует *Бурлящий родник*. Кроме того, это живительное растяжение вовлекает ахилловы сухожилия и икры и доходит до верхних частей ног.

Добейтесь, чтобы вы чувствовали себя комфортно при выполнении всех элементов простой «Влюбленной кобры», так, чтобы вы могли объединить их в плавную последовательность. Проверьте свои внутренние связи. Когда

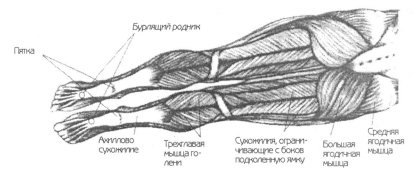

Рис. 8.3.4. Анатомия оснований ступней и задней стороны ног: *Почувствуйте связь, которая возникает, когда пальцы прижимаются к коврику, подошвы ног изгибаются под прямым углом вверх, а ахилловы сухожилия и икры растягиваются, начиная от пяток. Продлите эту связь до макушки в позе поднявшейся «Влюбленной кобры».*

«Влюбленная кобра» поднялась в свое наивысшее положение, вы должны ощущать напор от пальцев ног на всем пути к макушке. Это достигается за счет активизации «капюшона кобры» и вовлечения языка, рычания, глаз и *И* в сочетании с полностью связанным и завершенным подъемом.

ИНСТРУКЦИИ: развитие внутренней динамики и осознания.

1. **Исходное положение.** То же, что и в простой «Влюбленной кобре».

2. **Давление от пальцев ног.** Так же, как и в предыдущем случае. Медленно выдыхайте воздух. Передавайте давление через подошвы и пятки вверх и дальше через ахилловы сухожилия и икры ног. Почувствуйте это давление и живительное растяжение, идущее от пяток через нижние части ног. Напрягите ягодицы и держите их напряженными, чтобы защитить нижнюю часть спины, а также чтобы они могли служить проводником для передачи силы от пальцев и ног в верхнюю часть тела.

3. **Подъем «Влюбленной кобры».** Так же. Почувствуйте, как, когда вы, упираясь руками, поднимаете верхнюю часть туловища, ему передается сила от пальцев ног через ягодицы. Когда туловище поднимается выше, почувствуйте, как передающаяся от пальцев ног сила поднимается, позвонок за позвонком, по нижней части позвоночника.

4. **Задержка в поднятом состоянии: капюшон на макушке.** Теперь, когда вы достигли положения максимального подъема и ваша спина полностью прогнулась, остановитесь и задержитесь в этом положении. На мгновение задержите дыхание, поднимите язык кверху и прижмите его к верхнему нёбу. Почувствуйте силу связи между сердцем и языком. Кроме того, почув-

ствуйте, как сила, идущая через туловище от пальцев ног, соединяется и поддерживает направленное кверху давление языка. Одновременно немного сильнее подберите подбородок и используйте свою *И* для того, чтобы направить часть давления назад в *Нефритовую Подушку*, которая находится как раз под основанием черепа. Почувствуйте, как распространяется давление, как будто у основания черепа, а также по бокам черепа и шеи раздувается капюшон.

Закатите глаза ко лбу и сфокусируйте *силу ума-глаз-сердца, И*, в центре макушки. Все это должно быть сделано одновременно: дыхание приостановлено, давление от кончиков пальцев ног через язык направлено вверх, подбородок отведен назад, раздувающийся капюшон у шеи и основания черепа, глаза кверху и *И*, направленная к макушке. Задержитесь ненадолго, давление не должно быть слишком сильным.

5. **Дыхание освобождаете, глаза закатываете кверху, язык высунут и — р-р-рычание.** Продолжая направлять *И* к макушке, как можно сильнее высуньте язык. Одновременно освободите дыхание, издав рычащий звук. Во время рычания плотно сожмите мышцы анального и мочеполового сфинктеров. После того как вы больше не сможете «рычать», на мгновение задержите дыхание и еще сильнее сожмите сфинктеры; используя свою *И*, соедините силу с центром макушки.

6. **Поднявшаяся «Влюбленная кобра» опускается вниз.** Начиная с этого момента весь ритуал «Основной кобры» такой же, как описан в Части I — ритуале «Простой кобры». Насладитесь плодами, которые принесли вам ваши занятия.

ОПИСАНИЕ: больше чем просто физические движения.

Творческая визуализация. Большинству жителей Северной Америки и Европы не приходилось лично встречаться с кобрами, поскольку это обитатели Азии и Африки. Какое может быть у них представление о способностях кобры? Стимулировать воображение читателей и практикующих могут помочь следующие краткие характеристики. Они напомнят вам об образах, которые вам, возможно, приходилось встречать в фольклоре, документальных описаниях и т. п. Вот как кобра представлялась разным людям:

1. Когда Будда долго медитировал на солнце, за ним поднялась большая королевская кобра и нависла над его головой, раздув свой капюшон, чтобы своей тенью защитить Будду от палящих солнечных лучей.

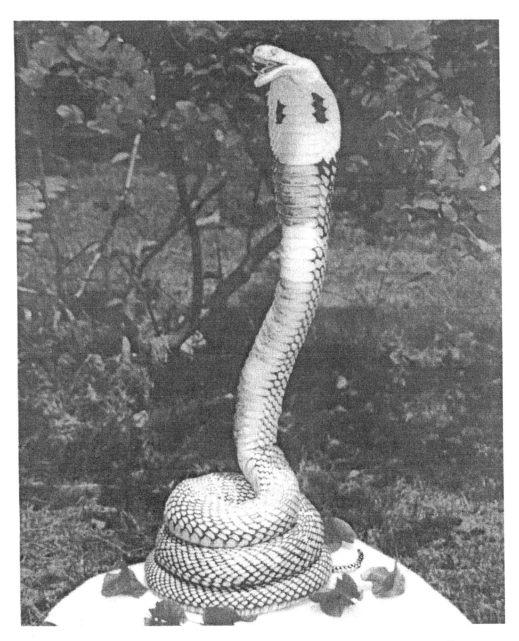

Рис. 8.3.5. Познакомьтесь с Коби. Это Коби, белая домашняя кобра редактора, она из Таиланда. Обратите внимание, что кобра свернулась спиралью, у которой три с половиной витка. Три витка образованы более толстым туловищем, а тоненький кончик хвоста выглядывает из-за спины, изогнувшись полукольцом в противоположном направлении, чтобы обеспечить стабилизирующую противодействующую силу для всего остального туловища. Коби рада встрече с вами — ее рот приоткрыт в широкой улыбке, а язык высунут, чтобы вас приветствовать (правда, это приветствие трудно услышать, глядя на фотографию). Полюбуйтесь ее очаровательным, слегка раздувшимся капюшоном.

2. В Индии заклинатели змей играют на флейте, и кобра (или другая змея) поднимается из корзины и начинает раскачиваться, как будто зачарованная музыкой.

3. Существует разновидность кобры, которая может выбрасывать яд на расстояние двух метров, в глаза своего врага или жертвы.

4. Учитывая умение сворачиваться спиралью и подниматься вертикально вверх, кобра, без сомнения, может одним стремительным движением с огромной силой обвиться вокруг своего врага или жертвы (подобно гремучей змее).

5. По-видимому, все виды семейства кобр в той или иной степени обладают этими способностями.

Это действительно очень впечатляющие и привлекательные способности, если их использовать для того, чтобы представить себя возлюбленным кобры, — не говоря уже о тех мощных эффектах, которые проявляются у исполнителя. Создайте идеализированный, облагороженный, романтический образ кобры, включив эти способности в ритуализированное ухаживание за предметом своей страсти.

Понаблюдайте за соседской коброй или приобретите соответствующую видеокассету и посмотрите на брачные движения змеи. Если у вас нет такой возможности или вы не хотите тратить время на дополнительные поиски, просто следуйте указаниям этой книги и подключите к ним свое воображение. Развлекайтесь! (Только не плюйте ни в чьи глаза.)

Ухватите дух. Постоянно должна быть вовлечена *сила ума-глаз-сердца, И*. Поддерживайте «чувствование» осознания нижнего *Даньтяня*. Используя свое воображение, станьте коброй по духу. Почувствуйте, как в этой кроткой, счастливой кобре поднимаются гормоны, усиливая любовную страсть. Ощутите, как кончик хвоста стабилизирует ее основание и направляет ее силу по телу вверх. Ее подбородок красиво подтянут, капюшон царственно раздут, язык выразительно высунут наружу, она издает любовное рычание, исходящее из ее сжатых мышц анального и мочеполового сфинктеров. Ее глаза закачены вверх, к центру макушки, сфокусированы на любовной страсти — почувствуйте силу, поднимающуюся к макушке из нижней части тела, усиленную кумулятивным действием направленных вверх проталкиваний.

К тому времени, когда эта безумно влюбленная кобра полностью поднимается во всем своем великолепии, животворящее воздействие этого бодрящего растягивания должно чувствоваться от кончиков пальцев ног до кончика языка и до макушки. Вместе с силой, направленной вверх благодаря физическим связям, установившимся в процессе растягивания и прогибания, энергетический фокус на макушке помогает поднять жизненно важные гормоны и энергию из нижней части тела к голове. Это оказывает благотворное действие на мозг и на эндокринные железы.

Завершив эту фазу выражения любовного ритуала, кобра начинает выходить из поднятой позы. Медленно, со спокойным достоинством, она опускается на коврик. Как только ее лоб коснется коврика, она освобождает ступни, так что верхние поверхности пальцев возвращаются на коврик, и подошвы ног, обращенные вверх, расслабляются. Насладившись своим выражением любви и страсти, кобра опять расслабляется и пожинает плоды своих усилий.

Склонив голову над самым ковриком, держа кисти и предплечья на коврике вытянутыми вперед, очеловеченная кобра медленно перемещает туловище назад, опять извивая его по всей длине. Голова уважительно наклонена вниз, почти касаясь поверхности коврика, руки вместе с туловищем скользят назад. Кобра, если это нужно, позволяет средней части туловища подняться вверх, когда оно перемещается над бедрами, пока наконец ее ягодицы не опустятся на пятки. Благодаря этому неторопливому движению позвонки нижней части спины, только что освободившись, мягко изгибаются в противоположном направлении.

Когда ягодицы прочно устроились на пятках, голова приближается к коврику, а живот и нижняя часть грудной клетки опускаются на бедра в почтительной смиренной позе. Туловище расслабляется, и позвоночник и грудная клетка, еще больше опустившись вниз, погружаются в приятную неподвижность, как будто сливаясь с ковриком (см. рис. 8.3.2). Кобра наслаждается приятными ощущениями в теле и мирным волнением любовной энергии, заполнившей его клетки.

После короткого отдыха-медитации, во время которого выполняется сознательное дыхание, вытянутые ладони и предплечья размякшей влюбленной кобры скользят вперед, занимая исходное положение. Когда ягодицы наконец отрываются от пяток, стопы опять сдвигаются в положение с упором на пальцы. Перемещаясь вперед, кобра держит лоб склоненным вниз, а нос над самой поверхностью коврика (см. рис. 8.3.3). Это перемещение плавно переходит в фазу поднимающейся кобры — одно непрерывное движение. Ритуал повторяется по меньшей мере еще два раза.

Такое сочетание точно контролируемых движения и поз *Ян* и *Инь* очень помогает привести в порядок физическое тело. Оно также облегчает благотворное распределение *Ци* и гормонов. У вас остается приятное ощущение душевного равновесия. В этом ритуале могут участвовать как кобры-самцы, так и кобры-самки. Структура упражнения и движения остаются теми же, тогда как чувства и воображаемая кобра могут совершенствоваться, учитывая уникальность того, кто его выполняет. Просто делайте ударение на «позитивном».

8.3.4. Часть III.
«Причудливый» любовный ритуал кобры

ОПИСАНИЕ: «Кошка» и «Кошка, впавшая в уныние». В этом разделе приведены две дополнительные позы, которые иногда приятно добавить в середине движения после того, как «Влюбленная кобра» опять опускается на коврик. Это делается таким образом, чтобы поддержать тон и настроение «Ритуала кобры». Их можно выполнять в виде короткой последовательности медленных, сексуальных, волнообразных движений в позе максимального подъема, чтобы еще больше возбудить того, на кого направлена любовь кобры.

Они носят название «Кошка» и «Кошка, впавшая в уныние». Это дополняющие друг друга противоположные движения позвоночника, которые выполняются тогда, когда туловище опирается на руки и колени. В позе «Кошки» выгибается средняя часть позвоночника вверх, подобно тому как это делает кошка, когда она чувствует угрозу и «пятится назад». Хвост и голова — два противоположных конца позвоночника — наклонены вниз, чтобы обеспечить лучшее растяжение всей дуги позвоночника. «Кошка, впавшая в уныние» изгибает среднюю часть позвоночника вниз, в противоположном направлении, тогда как ягодицы и голова поднимаются вверх. После сильного растяжения туловища и прогибания спины в позе «Влюбленной кобры» «Кошка» обеспечивает более уравновешенное растяжение позвоночника и спины.

При выполнении «Ритуала простой кобры» движение кобры в обратном направлении «позволяет, если это нужно, средней части туловища подняться вверх, когда оно перемещается над бедрами... позвонки нижней части спины, только что освободившись, *мягко изгибаются* в противоположном направлении». Иногда тело требует более глубокого ощущения уравновешивающего освобождения, чем дают «мягко изогнувшиеся» позвонки. Поэтому кобра добавляет к своему ритуалу эти парные движения и потом продолжает двигаться назад, пока ягодицы не опустятся на пятки.

УКАЗАНИЯ: добавьте, если у вас есть желание, позы «Кошки» и «Кошки, впавшей в уныние».

Все инструкции относительно выполнения упражнения до и после введения поз «Кошки» и «Кошки, впавшей в уныние» те же, что и в описанных выше «Простом» и «Основном» ритуалах. Эти дополнительные движения выполняются перед движением тела назад, в положении отдыха на пятках (в «Простой кобре», Часть I, это пункт 6 — Вернитесь в положение «сидя на пятках»). Указания по включению «Кошки» и «Кошки, впавшей в уныние» приведены ниже.

Вернитесь в положение «сидя на пятках». Держа нос у коврика и упираясь предплечьями, локтями и ладонями, перемещайте туловище назад — так, чтобы ягодицы в конце концов опустились на пятки. Когда вы перестанете использовать предплечья и кисти рук для подталкивания туловища, то есть когда управление движением назад возьмут на себя верхние части ног, продолжайте держать предплечья и кисти впереди на коврике. Пусть они свободно скользят по его поверхности; во время движения туловища назад держите нос поближе к коврику, *пока бедра не примут вертикальное положение.*

В этот момент прекратите движение ног, поднимите плечи и голову и продолжайте скользить руками, пока руки не окажутся под плечами. Изогните спину вверх, приняв позу «Кошки». Одновременно опустите голову и подогните копчик вниз, чтобы обеспечить максимальное растяжение вдоль позвонков сверху. Задержитесь на короткое время, чтобы прочувствовать это растяжение. После этого, освободив и опустив позвоночник, примите позу «Кошки, впавшей в уныние», голова и ягодицы при этом направлены под углом вверх. Ненадолго задержитесь в этой позе. Такие парные растяжения позвоночника повторите дважды.

Затем медленно наклоняйте голову и опускайте предплечья и локти на коврик, пока ягодицы перемещаются назад к пяткам. Когда ягодицы опустятся наконец на поднятые кверху пятки, дайте животу и нижней части грудной клетки опуститься на бедра. Опустите лоб на коврик и ощутите, как все ваше туловище как будто плавится, сливаясь с ковриком. Насладитесь ощущениями тела; дышите сознательно, пока полностью не расслабитесь и не почувствуете прилив новых сил.

8.3.5. ЗАКЛЮЧЕНИЕ.
Суть «Ритуала»: внутренний расцвет

Ритуал: Хорошее выполнение «Ритуала» обеспечивает структуру, которой вполне можно обучиться — если правильно следовать всем этапам. Это особенно касается «любовного ритуала», когда эмоции и физические ощущения понуждают нас перепрыгивать через отдельные этапы. Даосы, в прошлом и теперь, достигают некоторого ясного внутреннего осознания важных внутренних процессов и переживаний и их благотворного влияния. Они передают эти знания другим, прибегая к помощи учителей, которых предоставляет им природа, например кобры во время ее «любовного ритуала», чтобы продемонстрировать те особенности внутренней динамики, которые мы должны развивать в себе.

Практикующий может увидеть зеркальное отражение этой внутренней динамики, выраженное в ритуализированных структуре и движениях кобры. Это может помочь проникнуть в самую суть, добиться внутренней слаженности и установить правильные связи. В результате практикующий приобретает способность (с помощью *И*) динамично использовать и питать энергией свой потенциал, добиваясь здоровья, счастья и дальнейшего развития. Наши даосские учителя и предшественники, ухватив суть ритуальных брачных движений кобры, сумели соотнести их с человеческой анатомией и извлечь из этого пользу для своих учеников.

Анатомия, бесспорно, разная, но существуют физические, функциональные соответствия: головы — с головой, пальцев и подошв ног — с хвостом, а вертикальная ориентация кобры соответствует положению человеческого позвоночника. В поведении кобры есть нюансы, которые энергетически соответствуют нашим внутренним ощущениям. Совершая движения, подобные движениям кобры, практикующий улучшает состояние своего позвоночника и открывает свои энергетические меридианы. Он настраивает себя на пробуждение в теле потока энергии жизненной силы, *Ци*, и на управление этой силой.

Важной составляющей энергии тела является сексуальная энергия. Эта энергия генерируется и хранится в нижней части тела, у основания позвоночника. Эту жизненную силу в индийской мистической традиции называют энергией змеи, змеиной силой. Йоги называют ее энергией Кундалини. Ее описывают как энергию, которая пребывает в спящем состоянии, как раз под основанием позвоночника, свернувшись подобно змее в клубок, в котором три с половиной витка. Пробудившись, она раскручивается и с силой выстреливает через позвоночник в мозг. В своей книге «*КУНДАЛИНИ, эволюционная энергия в человеке»*[8] Гопи Кришна следующим образом описывает пережитое им расширение сознания:

«... Трансформация была вызвана жизненным током, который начался из нижней части позвоночника и через позвоночный столб достиг моего мозга... Свет, который я ощутил, был внутренним, внутренней частью расширившегося сознания, частью моего я».

Цитата приведена в качестве примера того, что другие культуры и системы, в частности культуры стран Азии, давно признают существование этой особой внутренней энергии. И она всюду ассоциируется с характерными особенностями змеи и с позвоночником. Особая внутренняя энергия пробуждает человека и ведет его в иное царство, которое находится в нем самом. Если правильно ее «вскармливать», она может привести к новым достижениям духа.

Этот ряд упражнений принесет явную физическую пользу, но в полной мере ваше владение «любовным ритуалом» должно проявиться в вашем внутреннем царстве энергий.

Таинственная сила кобры, *И.* Научившись развивать и координировать автоматические движения взаимосвязанных круговых мышц всего тела — рта, глаз, ануса, промежности, мочеполовой и тазовой диафрагм, — можно активизировать огромные потенциальные возможности. Это, в свою очередь, обеспечит постепенную активизацию непроизвольно сокращающихся мышц. Сердце, вены и артерии тоже содержат круговые (кольцевые) мышцы. Когда весь этот комплекс круговых мышц активизируется, они все вместе устанавливают связь с поясничной мышцей, обеспечивая внутреннюю функциональную гармонию и значительно увеличивая силу. (Именно это является целью уже описанного упражнения 7.7. *«Обезьяна обнимает колени».*)

Основной момент. Возможно, отдельные описания и обсуждения помогут вам понять различные аспекты «Любовного ритуала кобры», так что вы сможете выполнять его с большей эффективностью. Замечательно! Относитесь к указаниям положительно и терпеливо их выполняйте.

Используйте приведенные ниже рекомендации, чтобы проверить, как вы воспринимаете это упражнение — а также другие упражнения этой книги. Проверьте себя, когда вы выполняете уже освоенные вами упражнения. Например, возвращаясь к описанным ранее, действительно ли у вас получается 7.7., *«Обезьяна обнимает колени»*? Сумели ли вы «обнаружить цель» и «ухватить дух»? Каждое упражнение приносит особую пользу. Кроме того, накопленное умение и сила, которая развивается в результате выполнения нескольких упражнений, часто, объединившись, обеспечивают необходимые составляющие для достижения желаемых результатов при переходе к другим упражнениям.

Пользу приносят все упражнения. Проявите терпение, и вы станете хозяином самому себе.

Это обсуждение послужит вам примером для проведения, в случае необходимости, собственного диалога с самим собой. Оно может помочь вам справиться с упражнением, которое вначале казалось бессмысленным.

Распускающиеся цветы. Изучение нового упражнения, например, упражнения *«Любовный ритуал кобры»*.

1. **Выполняйте его правильно.** Перечитайте еще раз инструкции; упражнение может оказаться совсем не таким, как вам показалось при первом знакомстве.

2. **Раскройте цель.** Попытайтесь ее обнаружить. Осознавайте, что вы чувствуете. Прочувствуйте все связи. Не возвращайтесь автоматически к старой схеме. Изучите упражнение заново, воспользовавшись внутренним светом и внутренними ощущениями. Обучайте свой *Второй мозг*.

3. **Ухватите дух.** Воспользуйтесь своим воображением, чтобы воплотить те качества позы, которые предполагает название упражнения — или которые описаны в инструкции. Используйте свой *Второй мозг* и свою И!

4. **Суть ритуала.** Будьте терпеливы и изучите механику (структурные аспекты), изучите заново, мобилизовав все свое внимание. Когда правильная механика станет вашей второй натурой и вашими действиями будет руководить уникальный дух каждого упражнения, откроется поток *Ци* и ваше тело будет ощущать приятную теплоту.

5. **Основной момент.** ПРАКТИКА: «Вы это делаете — вы получите это!»

6. **Дополнительная информация.** Превратитесь во влюбленную, кобру-защитницу. Когда вы обнаружите, что ваш «капюшон» полностью расширился (энергетически это ясно и ощутимо), это прекрасно. Если после этого ваша макушка и мозг пропитаются мягкой, блаженной энергией, значит, вы на правильном пути. Вы начинаете «получать это». Продолжайте работать. Следующая стадия, когда блаженство разливается по всему телу, — вы «это получили»! Это замечательное приглашение к внутреннему путешествию. Насладитесь остальной его частью. Подобно заклинателю змей, поднимайте свою счастливую «кобру», которая обитает у вас внутри.

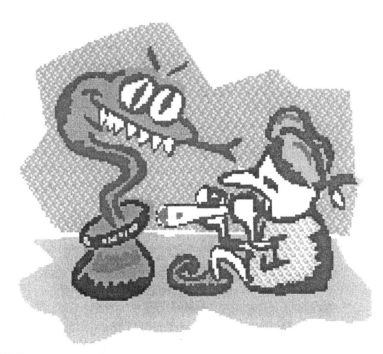

Рис. 8.3.6. Счастливая «кобра» внутри. Коби говорит: «До-Ин: «До» (Дао) означает, что физические движения направляются силой ума, И, а они, в свою очередь, стимулируют внутренний поток Ци в теле. «Ин» означает, что благодаря физическим движениям Ци может достичь конечностей».

Открытие позвоночника

Все следующие упражнения направлены на то, чтобы помочь открыть позвоночник. Если вы будете правильно выполнять эти упражнения, вы почувствуете, как ваш позвоночник становится гибким и наполняется энергией. Открытие позвоночника окажет благотворное воздействие на нервную систему. Чтобы расслабиться, вначале нужно расслабить позвоночник. Эти упражнения обеспечат более свободное течение *Ци* через позвоночник и ко всем энергетическим центрам. Кроме того, они помогут вам в ваших занятиях Цигун «Железная рубашка» и *Тайцзи*. Что же касается здоровья и достижения долголетия, всегда помните: «Вы молоды настолько, насколько молод ваш позвоночник!»

Начинайте движения с поясничной области, а не с головы, шеи или плеч — наиболее распространенная ошибка. Помните, движения начинаются в поясничной области (от *Врат Жизни*), постепенно распространяются вверх по позвоночнику и заканчиваются шеей и головой. Для многих это новый способ двигаться, поэтому, чтобы найти правильный способ выполнения этих упражнений, требуется концентрация. Если вы подберете подбородок, заперев этим шею, это поможет голове следовать движению, а не вести его. Может быть, неплохо было бы, если бы вначале вам кто-нибудь помогал. Пусть, например, ваш помощник касается вашего позвоночника, чтобы вы могли быть уверены, что он прямой, или осторожно направляет ваше тело, чтобы оно поворачивалось от нижней части спины.

8.4. Павлин смотрит на свой хвост

Подготовка. Уделите минуту тому, чтобы почувствовать свой позвоночник. Точно определите свою поясничную область и **начинайте поворачивать пояс**ничные позвонки, не совершая никаких движений шеей или плечами. Отделите поясничную область от остальной части туловища. Положите руки на нижнюю часть спины и почувствуйте совершаемое вами движение. Убедитесь, что, когда вы вращаете поясничную область, ваша голова и плечи остаются неподвижными. Они должны просто покоиться сверху других позвонков и только «следовать движению», как на карусели; движение должны совершать только поясничные позвонки. Посмотрите вниз и убедитесь, что ребра движутся отдельно от таза (благодаря движению поясничной области).

Визуализация духа. Вспомните павлина. Павлин-самец гордится разноцветным оперением своего похожего на веер хвоста с его множеством оттенков и отдельными перьями, с которых смотрят «павлиньи глаза». Павлин важно идет, потом останавливается и, проявив неожиданную гибкость, медленно поворачивает шею, начиная с нижней части вверх, плавно, позвонок за позвонком, чтобы полюбоваться своим многоцветным и многоглазым хвостом. Станьте именно таким гордым павлином, движения которого полны царственной грации.

АКТИВИЗИРУЕМЫЕ МЕРИДИАНЫ: ИНЬ: МЕРИДИАН ПЕЧЕНИ

1. **Лечь лицом вниз, оттолкнуться, правое колено вперед.** Начинайте из положения лежа лицом вниз, кисти рук рядом со средней частью грудной клетки. Упираясь руками, поднимите верхнюю часть туловища, после чего переместите правое колено по коврику, полностью выдвинув его вперед — так, чтобы оно оказалось под вашим правым боком. Установите руки таким образом, чтобы они находились на одной линии с выдвинутым вперед коленом.

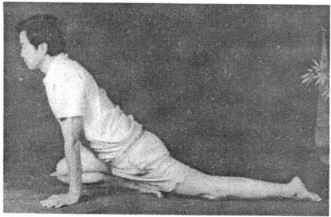

Рис. 8.4.1. Исходное положение: *Поднимите верхнюю часть туловища, руки упираются в пол, ладонями вниз. Правая нога согнута в колене и полностью выдвинута вперед под правым боком.*

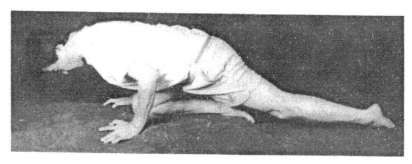

Рис. 8.4.2. Подобрав подбородок, опуститесь вперед вниз, потом по горизонтали вправо: *Опустите выпрямленную верхнюю часть туловища, начиная от нижних поясничных позвонков, до уровня правого бедра. Потом перемещайте выпрямленный позвоночник над бедром по горизонтали, от поясничных позвонков вправо.*

2. **Подбородок подобран, позвоночник прямой, опуститься вниз, движение вправо.** Подберите подбородок, чтобы запереть шею, что позволит вам сохранять прямую линию, образованную головой, шеей и позвоночником. Медленно опускайте выпрямленную верхнюю часть туловища вниз, начиная движения с нижних поясничных позвонков, пока ваш желудок не будет слегка касаться правого бедра. После этого, продолжая держать позвоночник прямым, совершайте медленное движение в сторону, начиная от поясничной области. Перемещайте туловище в горизонтальной плоскости вправо, над правым бедром. Почувствуйте, как открывается каждый позвонок поясничной области.

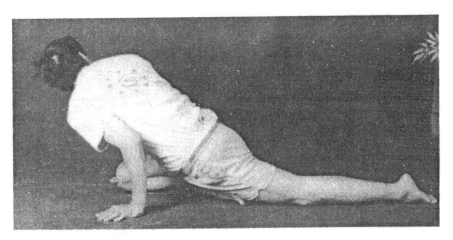

Рис. 8.4.3. Скручивание каждого позвонка вправо вверх: *Начав с L1, L2, позвонок за позвонком, пройдите все грудные позвонки, вплоть до плеч. В конце движения шея и голова должны оказаться повёрнутыми над правым плечом — так, чтобы вы смогли увидеть свою левую пятку.*

3. Скручивание вправо: сначала поясничные позвонки, потом грудные — от нижнего до верхнего, плечи, шея, голова. Начинайте слегка скручивать поясничные позвонки, один за другим, вправо и вверх. Бёдра при этом остаются почти параллельными полу. Наконец, за ними следуют шея и голова, пока вы не увидите свою левую пятку.

Не поворачивайте голову или верхнюю часть туловища первыми ни вначале, чтобы увидеть пятку, ни потом, когда вы выходите из конечного положения, чтобы вернуться в исходное, центральное. Держите позвоночник прямо и не пытайтесь себя обмануть, если вам не удаётся увидеть пятку. Ваша поясничная область должна стать эластичной и мягкой. В конце концов вы добьётесь большей гибкости.

4. Возвращение в центральное положение. Возвращение в центральное положение осуществляется в следующем порядке:

A. Верните в центральное положение позвонки поясничной области (на уровне *Даньтяня*).

B. Верните в центральное положение нижние грудные позвонки (область солнечного сплетения).

C. Верните в центральное положение средние грудные позвонки (область сердечного центра).

D. Верните в центральное положение верхние грудные позвонки (область горлового центра).

E. Верните в центральное положение шейные позвонки (область межбровного центра).

Сделав пару вдохов-выдохов, пошлите улыбку своей спине. Повторите упражнение в правую сторону еще хотя бы два раза.

Не забывайте поддерживать осознание своего *Даньтяня*, чтобы во время этого процесса приведения в порядок позвоночника вы продолжали развивать свой *Второй мозг*, а также *Мозг конечностей*.

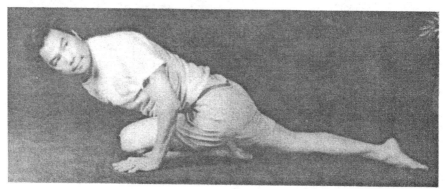

Рис. 8.4.4. Скручивание влево: *Подтянув левое колено вперед, повторите все движения, описанные выше: начиная с поясничных позвонков, перемещайте прямой позвоночник вниз до уровня бедра; после этого, начиная от поясничной области, перемещайте позвоночник влево над левым бедром, скручивая каждый позвонок влево и вверх. Наконец, поверните шею и голову над левым плечом, чтобы увидеть правую пятку.*

5. **Поменяйте стороны местами.** Согните левое колено вперед и повторите упражнение — на этот раз, поворачиваясь влево.

6. **Возвращение в центральное положение.** Вернитесь в центральное положение и повторите скручивание влево еще по меньшей мере два раза.

7. **Лягте на спину.** Расслабьтесь, улыбайтесь и дышите сознательно, направляя дыхание в свой позвоночник. Если «Павлин» был выполнен правильно, вы почувствуете, что весь ваш позвоночник открылся.

Замечание: *Врата Жизни (Минмень)* находятся между вторым и третьим поясничными позвонками. Даосы считают это место местом хранения жизненной субстанции, а также местом, через которое может входить *Ци*. Вся ваша верхняя часть тела опирается на поясничные позвонки: ваша голова, шея, плечи, руки, ребра и все внутренние органы. В связи с приходящимся на них весом и тем, как мы используем свое тело, поясничные позвонки сжимаются. Научившись укреплять поясничную мышцу и открывать *Врата Жизни*, мы сможем избежать попадания в ряды тех, кому приходится оперировать нижнюю часть спины.

8.5. Обезьяна поворачивает позвоночник к ноге наружу

АКТИВИЗИРУЕМЫЙ МЕРИДИАН:
ЯН: МЕРИДИАН МОЧЕВОГО ПУЗЫРЯ

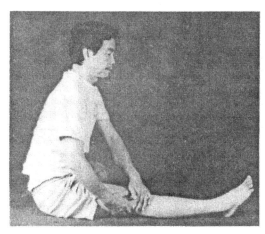

Рис. 8.5.1. Правая нога вытянута, наклон влево: Обе руки снаружи правого колена. Позвоночник прямой.

1. Сядьте на коврик и вытяните правую ногу вперед. Согните левую ногу и обоприте подошву стопы всей плоскостью о внутреннюю поверхность правого бедра — так, чтобы пятка находилась рядом с пахом. Правую руку положите снаружи правой ноги, как раз над коленом. Левую руку положите на наружную поверхность правой ноги ниже колена.

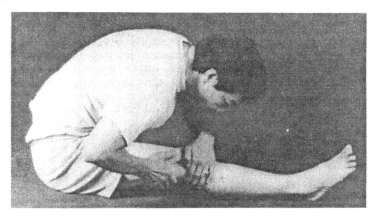

Рис. 8.5.2. Изгибайтесь от поясничных позвонков, чтобы открыть Врата жизни; следите за тем, чтобы не перенапрягаться.

2. Сидя с прямым позвоночником, подберите подбородок и начинайте наги-
баться вперед к правой ноге. Это движение всегда начинайте с поясничной
области, держа позвоночник прямым, чтобы открыть *Врата Жизни* и растянуть весь позвоночник. Следите за тем, чтобы ведущей не стала голова
или верхняя часть туловища. Не округляйте спину, не опускайте голову и не
пытайтесь поцеловать колено. Это движение направлено на то, чтобы об-
легчить взаимодействие ваших подколенных сухожилий и поясничных позвонков. Возможно, вначале вам удастся наклониться вперед не более чем на
несколько дюймов. Наклоняйтесь настолько, насколько вы можете это сделать, не перенапрягаясь.

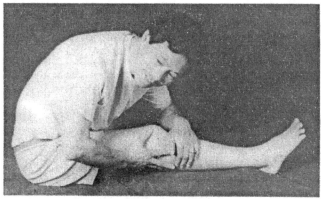

Рис. 8.5.3. После растяжения вперед, поворачивайтесь вправо: *Начинайте с
поясничных позвонков, для помощи вращению используя руки.*

3. После того как вы наклонитесь, насколько вам удастся наклониться, сохраняя позвоночник прямым, начинайте поворачиваться вправо, скручивая
основание поясницы и постепенно поворачивая сначала позвоночник, а

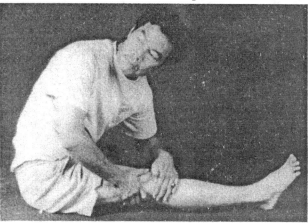

Рис. 8.5.4. Поворачиваясь, держите позвоночник прямо: *Потом вернитесь в центральное
положение.*

затем шею и голову. Для облегчения движения воспользуйтесь лежащими на колене руками. Левая рука подтягивает, правая отталкивается.

4. Начиная это движение, держите позвоночник прямо. Ваша поясница — единственная часть вашей спины, которая прогибается вперед, за ней автоматически следует верхняя часть туловища, наклоняясь к ноге. Поворачивая туловище в сторону, отталкивайтесь и подтягивайтесь руками, лежащими на ноге, чтобы помочь скручиванию. Начинайте скручивание с поясничных позвонков, потом переходите к грудным. Шея и голова включаются в процесс вращения последними.

5. Выпрямив туловище, вернитесь в центральное положение, как и в упражнении «Павлин».

6. Отдохните, медленно раскачивая тело из стороны в сторону, от седалищных костей, и, направляя дыхание в область поясницы, улыбайтесь.

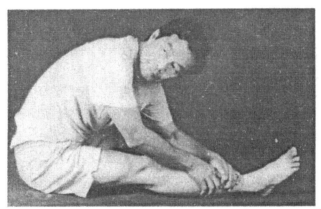

Рис. 8.5.5. Передвиньте руки на середину икры и растягивайтесь вперед. Потом медленно поворачивайтесь вправо, начиная с поясницы.

7. Передвиньте руки по правой ноге вниз, на середину икры. Согнитесь в пояснице, начиная с ее нижней части, чтобы открыть *Врата Жизни*.

8. Начинайте медленно поворачивать нижнюю часть спины вправо, позволив остальной части позвоночника следовать за ней.

9. Выпрямив позвоночник, вернитесь в центральное положение и мгновение отдохните.

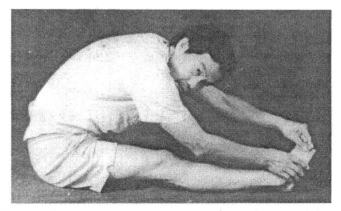

Рис. 8.5.6. Передвиньте руки на правую ступню, *растягивая туловище вперед и еще больше удлиняя поясничную мышцу.*

10. Перемещайте руки к правой лодыжке и все туловище дальше вниз, сохраняя позвоночник прямым и еще больше удлиняя поясничную мышцу. Подтягивайтесь руками, чтобы растянуть поясничную мышцу еще сильнее.

11. Медленно поворачивайтесь вправо, начиная с нижней части поясничной области и постепенно включая весь позвоночник и голову.

12. Закончив вращение вверх, вернитесь в центральное положение. Отдохните, сознательно направляя дыхание в позвоночник и ощущая поток свежей энергии в своем теле.

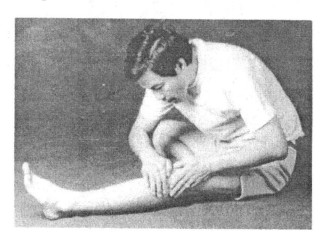

Рис. 8.5.7. Переключение на левую ногу.

13. Поменяв ноги местами, повторите все эти движения в левую сторону.

8.6. Обезьяна поворачивает позвоночник к ноге внутрь

Упражнение «Обезьяна поворачивает позвоночник к ноге внутрь очень похоже на предыдущее, но оно предназначено для повышения гибкости и укрепления подколенных сухожилий. Следите за тем, чтобы позвоночник был прямым. Скручивайтесь, начиная с нижней части позвоночника, чтобы образовались промежутки между верхней частью бедра и ребрами, сначала — между всеми нижними ребрами. Когда вы откроете эти промежутки как можно больше, поверните плечи и наконец — голову. Многие мощные сухожилия, которые соединяют бедро и позвоночник, так и не получат возможности включиться в движение, пока вы не станете выполнять упражнение сознательно, начиная от нижней части поясницы.

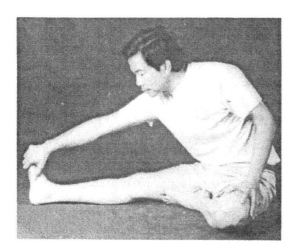

Рис. 8.6.1А. Правая нога вытянута, левая согнута: Держитесь правой рукой за лодыжку или ступню.

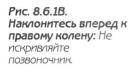

Рис. 8.6.1В. Наклонитесь вперед к правому колену: Не искривляйте позвоночник.

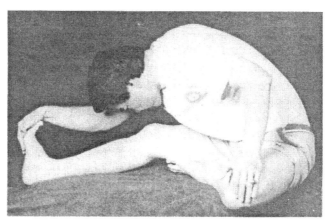

1. Сядьте на коврик, вытяните правую ногу вперед, а левую изогните, так, чтобы подошва стопы всей плоскостью опиралась о внутреннюю верхнюю часть правого бедра. Если вы не можете дотянуться правой рукой до правой лодыжки, сначала возьмитесь за колено. Левую руку держите на левом колене. Сохраняя позвоночник прямым, наклонитесь всем туловищем над правой ногой, начиная от нижней части поясницы.

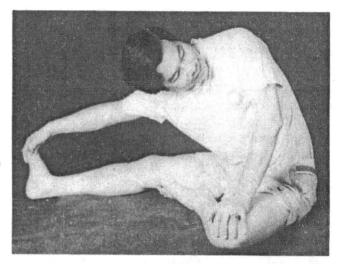

Рис. 8.6.2. Упираясь левой рукой в колено, поворачивайте позвоночник влево, поднимаясь от поясницы и глядя через плечо.

2. Очень медленно, начиная движение от поясницы и упираясь левой рукой в колено, начинайте поворачиваться влево, поднимая позвонок за позвонком. Начинайте с поясницы, пока вы не развернете весь позвоночник, чтобы посмотреть через левое плечо.

3. Подняв торс кверху, повернитесь, начиная из *Даньтяня*, в центральное положение, как в упражнении «Павлин». Повторите несколько раз.

4. Слегка встряхните позвоночник и колени и почувствуйте движущуюся по телу энергию.

5. Поменяйте положение ног на противоположное и повторите несколько раз упражнение с разворотом влево.

Глава 9. Комплекс 4

Открытие меридианов, удаление блокировок *Ци* в брюшной полости, увеличение содержания кислорода в теле

Краткое описание комплекса. Основная цель нескольких упражнений, описанных в этой главе, заключается в том, чтобы открыть меридианы в руках и ногах, или функциональные каналы. Практика «Дыхания пустой силы» (ДПС) введена для того, чтобы удалить застои *Ци* в брюшной полости и значительно увеличить содержание кислорода в теле. Упражнения ДПС, кроме их выполнения для разглаживания кожи лица и предотвращения образования «второго подбородка», можно сочетать с большинством

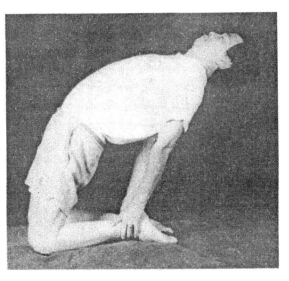

Рис. 9.5.3. Полный прогиб стоя на коленях.

уже описанных упражнений До-Ин, чтобы повысить эффективность этих упражнений. Кроме того, здесь будут введены некоторые новые сидячие позы.

9.1. ОБЕЗЬЯНА ГЛАДИТ ЖИВОТ И РУКИ

9.2. ОБЕЗЬЯНА ЧИСТИТСЯ ОТ ПОДОШВ ДО МАКУШКИ, ПОТОМ ЧИСТИТ СПИНУ

9.3. ОБЕЗЬЯНА СОЕДИНЯЕТ БУРЛЯЩИЕ РОДНИКИ С ПОЧКАМИ

9.4. ГРЕБЛЯ НА ЛОДКЕ

9.5. ОБЕЗЬЯНА ПРОГИБАЕТ СПИНУ ПОДОБНО КОБРЕ I, II И III

9.6. ДО-ИН-ДЫХАНИЕ ПУСТОЙ СИЛЫ

9.6.1. Округленный рот

9.6.2. Перекатывание шара

9.6.3. Выступающая челюсть

9.6.4. Сидение на поднятых пятках или на коленях

9.6.5. ДПС в сочетании с упражнениями До-Ин

9.7. ТИГР, ОТДЫХАЮЩИЙ В ТЕНИ

9.8. ПРИСЕДАЮЩАЯ ОБЕЗЬЯНА

9.9. ЗМЕЯ, ПОКАЗЫВАЮЩАЯСЯ ИЗ КУСТОВ

9.10. ГИГАНТСКАЯ ЧЕРЕПАХА, ВХОДЯЩАЯ В ПЕЩЕРУ

9.11. ЧЕРЕПАХА, ПОЯВЛЯЮЩАЯСЯ ИЗ МОРЯ

Позы и движения упражнений 9.1—9.4 открывают каналы *Инь* и *Ян* в руках и ногах. При выполнении всех упражнений комплекса важно глубоко дышать и улыбаться.

9.1. Обезьяна гладит живот и руки

АКТИВИЗИРУЕМЫЕ МЕРИДИАНЫ:
А. ИНЬ: МЕРИДИАНЫ РУК — ЛЕГКИЕ, ПЕРИКАРД, СЕРДЦЕ
В. ЯН: МЕРИДИАНЫ РУК — ТОЛСТЫЙ КИШЕЧНИК, ТРОЙНОЙ ОБОГРЕВАТЕЛЬ, ТОНКИЙ КИШЕЧНИК

1. **Движения по спирали в направлении часовой стрелки в области толстого кишечника.** Канал *Инь* начинается в области брюшной полости. Правой рукой начинайте растирать живот по спирали, в направлении часовой стрелки, описав рукой несколько кругов. Начинайте с малых кругов и двигайтесь наружу, следуя по пути толстого кишечника — вверх по восходящей ободочной кишке, поперек вдоль поперечной ободочной кишки, вниз по нисходящей ободочной кишке и назад через нижнюю часть живота слева направо.

   Примечание. Спираль всегда должна быть направлена по часовой стрелке. Это помогает движению застоявшейся *Ци* и облегчает запоры. Однако

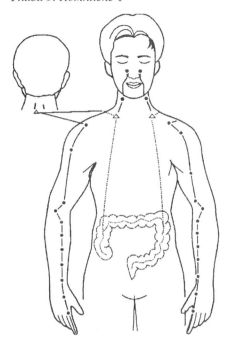

Меридиан толстого кишечника

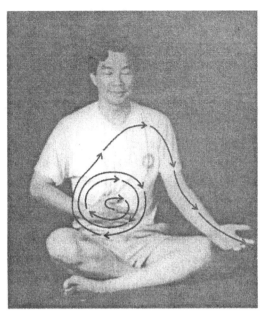

Рис. 9.1.1. Движения по спирали в направлении часовой стрелки в области толстого кишечника: Правой рукой растирайте живот в направлении часовой стрелки.

если вы страдаете диареей, движения необходимо направить против часовой стрелки, что принесет вам облегчение.

2. **Вдох направляйте к правому плечу.** После растирания живота по спирали в направлении часовой стрелки сделайте вдох, одновременно ведя правую руку по грудной клетке вверх к левому плечу.

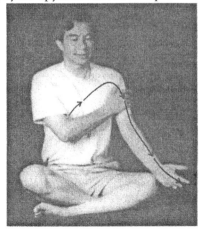

Рис. 9.1.2. Вдыхайте в левое плечо: Делая вдох, ведите правую руку вверх по грудной клетке к левому плечу, прежде чем направить ее вниз по левой руке.

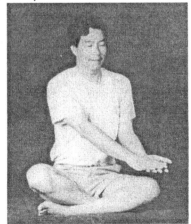

Рис. 9.1.3. Выдох направляйте вниз через левую руку, к кончикам пальцев: Выдыхая воздух, растирайте правой рукой внутреннюю сторону левой, вплоть до кончиков пальцев.

3. **Делая выдох, растирайте внутреннюю поверхность левой руки, перемещая правую руку вниз.** Разверните левую руку таким образом, чтобы ладонь была направлена кверху. Во время выдоха растирайте правой рукой внутреннюю поверхность левой сверху и до кончиков пальцев (канал *Инь* направлен вниз).

4. **Поверните руку ладонью вниз. Вдыхая, растирайте кончики пальцев и внешнюю поверхность руки, двигаясь вверх.** Разверните левую руку ладонью вниз. Вдыхая воздух, растирайте правой рукой кончики пальцев и внешнюю поверхность левой руки снизу вверх, до верхней части плеча (канал *Ян* направлен вверх).

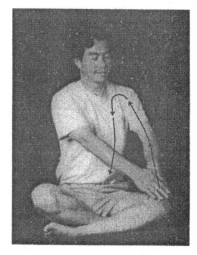

5. **Вернитесь к животу.** Выдыхая, ведите правую руку назад к животу. Это простой и эффективный способ активизировать эти каналы.

6. **Поменяйте руки местами и описывайте спираль левой рукой по области толстого кишечника, тоже в направлении часовой стрелки. После этого, делая вдох, направьте его вверх к правому плечу и дальше по правой руке.** Левой рукой несколько раз разотрите живот по спирали. Делая вдох,

Рис. 9.1.4. Направляйте вдох от кончиков пальцев левой руки вверх по ее внешней поверхности: *Разверните левую ладонь вниз. Вдыхая, растирайте правой рукой внешнюю поверхность левой руки до самого плеча. Потом, делая выдох, перемещайте руку назад на живот.*

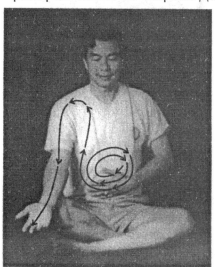

Рис. 9.1.5. Поменяйте руки местами. Описывайте спираль левой рукой, тоже в направлении часовой стрелки. Повторите всю предыдущую последовательность: *Левой рукой растирайте живот по спирали в направлении часовой стрелки, как и в предыдущем случае. Потом направьте вдох вверх до правого плеча, а выдох вниз по внутренней поверхности правой руки и по развернутой кверху ладони. Переверните ладонь вниз и направляйте вдох по внешней поверхности правой руки до плеча и дальше к животу.*

перемещайте левую руку по ребрам правой стороны туловища, пока не достигнете плеча. После этого, выдыхая воздух, медленно направьте выдох вниз по внутренней поверхности правой руки в кончики пальцев. Переверните правую кисть ладонью вниз. Вдыхая, растирайте внешнюю поверхность руки снизу вверх, до плеча и дальше, вернув левую руку на живот. Это один цикл. Опять поменяйте руки и повторите упражнение по меньшей мере три раза.

Для достижения оптимальных результатов лучше всего выполнять весь цикл от 18 до 36 раз. У вас может появиться отрыжка — важный естественный результат этого упражнения — не пытайтесь ее сдержать. Проглатывание слюны тоже способствует улучшению результатов. Упражнение помогает справиться с проблемами пищеварения. После еды хорошо пройтись и слегка растереть живот, чтобы вызвать отрыжку. Это обеспечивает место в желудке для осуществления процесса пищеварения.

9.2. Обезьяна чистится от подошв до макушки, потом чистит спину

АКТИВИЗИРУЕМЫЕ МЕРИДИАНЫ:
А. ИНЬ: МЕРИДИАН НОГ — СЕЛЕЗЕНКА, ПОЧКИ и ПЕЧЕНЬ
В. ЯН: МЕРИДИАН НОГ — ЖЕЛЧНЫЙ ПУЗЫРЬ, МОЧЕВОЙ ПУЗЫРЬ и ЖЕЛУДОК

Каналы *Инь* поднимаются по внутренним поверхностям ног, начиная от подошв ступней, и дальше, до горла. Каналы *Ян* проходят от горла через голову и дальше вниз по спине, по ягодицам и по внешним поверхностям ног до подошв.

1. **Активизируйте каналы *Инь*. Сядьте удобно, сведите подошвы вместе и растирайте их от пальцев до пяток.** Сядьте на коврик и сведите подошвы ног вместе (здесь целью не является растяжение, поэтому важно не столько положение ног, сколько удобная поза). Пальцами и ладонями несколько раз разотрите подошвы, от пальцев до пяток.

2. **Растирайте внутренние поверхности лодыжек и нижней части ног.** После того как вы расслабили и стимулировали подошвы ног, начинайте растирать внутренние поверхности лодыжек. Потом переходите к легкому растиранию одним непрерывным движением нижних частей ног, паховых областей, области живота и груди.

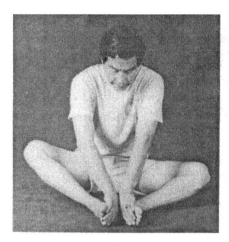

Рис. 9.2.1. Подошвы вместе, растирайте от пальцев до пяток: Разотрите несколько раз подошвы, от пальцев до пяток. Расслабьте их и стимулируйте Ци.

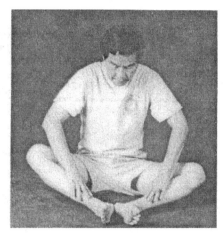

Рис. 9.2.2. Непрерывным движением, двигаясь снизу вверх, растирайте внутренние поверхности лодыжек и нижних частей ног: После того как вы стимулировали энергию в подошвах, начинайте непрерывное движение по внутренней поверхности ног и дальше к туловищу.

3. Активизируйте каналы Ян у горла. Через голову вниз по спине и наружным поверхностям ног. Каналы *Ян* начинаются на уровне горла. Делая вдох, ведите руками вверх, через подбородок, глаза, верхнюю часть головы и дальше вниз, через заднюю поверхность шеи, к плечам. Достигнув плеч, переведите руки вперед (так как продолжать движение дальше вниз по спине вы не сможете)*. Проведя руками по ключицам, перемещайте их под мышками на заднюю поверхность грудной клетки, к почкам, по боковым

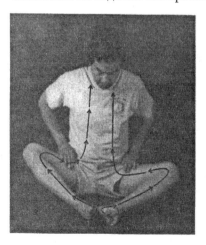

Рис. 9.2.3. Непрерывное движение через паховые области вверх: Направляйте Ци от внутренних поверхностей ног, через паховые области, вверх по передней поверхности туловища, вплоть до горла.

---

*   Каналы *Ян* в действительности продолжаются дальше вниз по спине, но так как мы не можем пройти руками через всю спину, мы подходим настолько близко, насколько нам удается.

поверхностям ягодиц, вниз по наружным поверхностям ног, по верхним поверхностям ступней и, наконец, к пальцам ног.

4. **Растирайте подошвы, направляйте выдох к горлу.** Опять разотрите подошвы и во время выдоха начинайте растирать внутренние поверхности ног, переднюю часть туловища, грудную клетку. На уровне горла начинается канал *Ян*.

5. **Вдох направляйте от горла в канал Ян.** Делая вдох, ведите руками вверх по лицу, через верхнюю часть головы и дальше вниз, по всему пути через спину и ноги к стопам.

6. **Повторите.** Повторите движение, ведя руки вверх по передней поверхности тела, стимулируя каналы *Ян*.

9.3. Обезьяна соединяет *Бурлящие родники* с почками

АКТИВИЗИРУЕМЫЙ МЕРИДИАН: ЯН: МЕРИДИАН МОЧЕВОГО ПУЗЫРЯ

1. **Сядьте, вытянув ноги, растирайте почки.** Сядьте на коврик, ноги вытяните вперед. Круговыми движениями несколько раз разотрите область почек (почки находятся в поясничной области, за нижними ребрами). Делая вдох, ведите руки вниз по наружной поверхности ног, через верхние части ступней, к мизинцам ног и к внутренним поверхностям подошв. Таким образом вы можете направить энергию почек вниз к подошвам ног и к *Бурлящим родникам*.

2. **Растирайте подошвы, массируйте *Бурлящие родники*.** Согните, если нужно, колени, после этого несколько раз разотрите

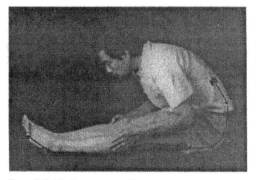

Рис. 9.3.1А. Растерев область почек, двигайтесь вниз по наружным поверхностям ног: *После того как вы разотрете область почек, перемещайте руки сзади по бокам, по наружным поверхностям ног, через мизинцы, к внутренней поверхности подошв.*

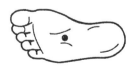

Рис. 9.3.1В. Точка Бурлящего родника.

подошвы ног. С помощью больших пальцев рук — совершая движения по спирали — массируйте точки *Бурлящих родников*, стимулируя энергию этих точек.

3. **Захватите пальцы согнутой левой ноги.** После этого, согнув левую ногу, захватите рукой ее пальцы и выпрямите ногу. Поднимая и выпрямляя ногу, тяните ее вверх и оттягивайте пальцы назад по направлению к голове. Поднимая стопу, держите голову естественным образом. Почувствуйте растяжение нижней части спины, а также бедра, икры — всей задней поверхности ноги вплоть до оттягиваемых назад пальцев. Переключитесь на другую ногу и повторите те же действия. Эти движения активизируют почки.

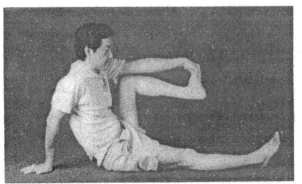

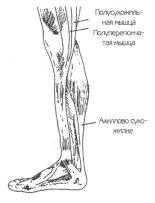

Рис. 9.3.2. Согнув ногу, захватите пальцы ноги рукой: *Захватите пальцы и приготовьтесь оттягивать их назад, когда нога будет разгибаться.*

Рис. 9.3.3. Схема ахиллова сухожилия, икры и задней части бедра.

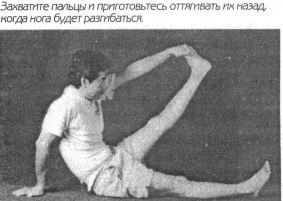

Рис. 9.3.4. Выпрямляя ногу, оттягивайте пальцы назад: *Выпрямляя и поднимая ногу, оттяните пальцы назад. Почувствуйте растяжение пальцев, ахиллова сухожилия, икры, задней части бедра вплоть до нижней части спины рядом с почками.*

4. **Соедините** *Бурлящие родники* **с почками: выдыхая воздух, растирайте внутренние поверхности ног до паховой области и дальше до почек.** Положив обе ноги на коврик и делая выдох, растирайте обеими руками внутренние поверхности ног до паховых областей и дальше, через верхние участки ног, к почкам.

5. **Растирая почки, почувствуйте, как активизировалась Ци в результате растяжения ног.** Теперь растирайте почки. Энергия почек должна опуститься к подошвам ног, чтобы активизировать воду *Бурлящих родников.* После того как вы с помощью рук направили активизировавшуюся энергию почек вниз, почувствуйте ее связь с точками *Бурлящих родников.*

6. **Повторите это упражнении от трех до шести раз для каждой ноги.**

9.4. Гребля на лодке

АКТИВИЗИРУЕМЫЙ МЕРИДИАН:
ЯН: МЕРИДИАН МОЧЕВОГО ПУЗЫРЯ

Это движение упражняет сухожилия лодыжек, ног и спины.

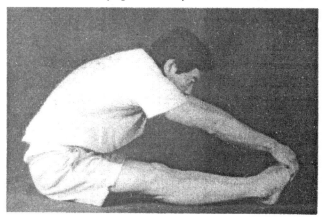

Рис. 9.4.1. Гребля: Левая ступня вращается по часовой стрелке, правая — против, одновременно совершая движения вперед-назад.

1. Сев на коврик и вытянув перед собой ноги, дотянитесь до пальцев и захватите их руками.

2. Помогая руками, вращайте пальцы, стопы и лодыжки левой ноги по часовой стрелке, правой — против, как будто вы гребете, сидя на лодке. Двигая стопами, оказывайте небольшое сопротивление. Надавливайте пятками вперед, когда вы тянете руками назад. Когда вы тянете пятки внутрь, надавливайте ими наружу. Вращая ступни, следите за тем, чтобы активизировались все сухожилия. Поменяйте направление вращения.

3. Если вам трудно дотянуться до пальцев ног, набросьте на одну ступню полотенце и, удерживая его за оба конца, вращайте стопой в обеих направлениях. Это очень хорошее упражнение для сухожилий и сводов стоп.

4. Расслабьтесь и немного отдохните, улыбаясь сухожилиям ног, позвоночника и шеи. Почувствуйте, как в них течет *Ци* и кровь. Когда вы расслабляетесь, мысленно представляйте, как увеличиваются ваши сухожилия.

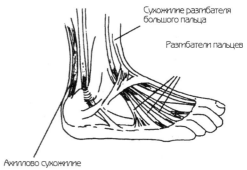

Рис. 9.4.2. Схема сухожилий, мышц и связок лодыжки.

9.5. Обезьяна прогибает спину подобно кобре

АКТИВИЗИРУЕМЫЙ МЕРИДИАН: ЯН: МЕРИДИАН ЖЕЛУДКА

Часть 1. Подъем с коврика

1. **Сядьте на стопы, прогните спину.** Опуститесь на колени, раздвинув их приблизительно на 15 см, ступни поверните кверху. Сядьте на ступни. Наклоните спину и положите кисти рук на коврик на уровне плеч, пальцами назад или немного в стороны. Во время выдоха слегка поднимите живот вверх, мягко прогнув спину.

2. **Рястяжение бедер.** При этом растягиваются верхушки мышц бедер. Растягивайте до тех пор, пока будете чувствовать себя комфортно, направляя дыхание в мышцы бедер.

3. **Ослабьте растяжение, повторите.** Слегка поднимитесь и опуститесь, продолжая держать руки сзади на коврике. Повторите несколько раз. После того как вы не будете испытывать никаких неудобств, выполняя часть 1, вы можете использовать ее в качестве разминки перед тем, как перейти к части 2. Но на это может потребоваться несколько недель.

Часть 2. Подъем с поднятых пяток

1. **Сядьте на поднятые пятки.** Опуститесь на колени, раздвинув их приблизительно на 15 см, стопы держите вместе. Поднимите пятки вверх, а подушечки пальцев прижмите к коврику. Отведите левую руку назад и захватите левую лодыжку/пятку, потом правой рукой захватите правую лодыжку/пят-

ку. Выпрямите руки, чтобы они могли служить вам опорой, и сядьте на пятки. Отрегулируйте положение таким образом, чтобы вы чувствовали себя устойчиво и удобно. Расслабьтесь в позе сидя на пятках, потом, в качестве подготовки к следующему движению, сделайте полный вдох.

2. **Полный прогиб над пятками: бедра вперед, живот и грудь вверх.** Медленно выдыхая, поднимайте туловище с пяток, надавливая бедрами вперед. Руки держите на лодыжках. Продолжая двигаться вперед и вверх, поднимите живот и среднюю часть грудной клетки. Слегка подберите подбородок, чтобы защитить шею, и мягко изогните спину назад. Ненадолго задержитесь в этом положении, дышите нормально.

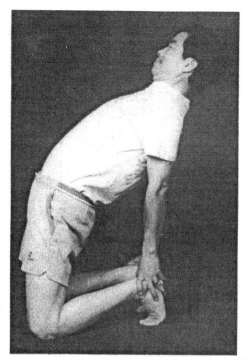

Рис. 9.5.1. Подъем с поднятых пяток: Подайте бедра вперед. Поднимите живот и грудную клетку, прогните спину и подберите подбородок.

3. **Вернитесь в положение на пятках.** Находясь в верхнем положении и держа руки на лодыжках, расслабьтесь — так, чтобы вы опустились на поднятые пятки. Отдохните. Повторите упражнение несколько раз.

4. **Закончите лежа на спине.** Закончить упражнение вы можете отдыхом на спине, вдыхая золотистый свет в те области тела, где вы ощущаете воздействие упражнения, и выдыхая мрачно-серую энергию. Когда вы приобретете сноровку и не будете испытывать неудобств при выполнении этого упражнения, можете переходить к части 3.

Часть 3. Подъем с колен, плоские перевернутые стопы на коврике

1. **Опуститесь на колени, поддерживая спину.** Опуститесь на колени, раздвинув их на 15 см, прямые ступни ног, подошвами вверх, лежат на коврике, пальцы смотрят назад. Положите руки на поясницу или на бедра, чтобы поддержать нижнюю часть спины.

2. Прогнитесь, изогнитесь назад. Подайте ягодицы вперед и прогните спину. Делая выдох, надавливайте ягодицами вперед и вверх, прогибая позвоночник и изгибаясь назад, держа подбородок слегка подобранным. Примите устойчивое положение, продолжая держать руки на бедрах, дышите нормально.

3. Захватите повернутые кверху пятки. Возьмитесь руками за ступни или лодыжки. Медленно дотянитесь одной рукой до пятки и, захватив пятку, положите ладонь пальцами внутрь стопы, а большим пальцем наружу. То же сделайте другой рукой, прогибая спину, когда вы перемещаетесь в это положение. (Потом, когда вы будете чувствовать себя более уверенно, вы сможете захватывать лодыжки, развернув ладонь пальцами наружу.)

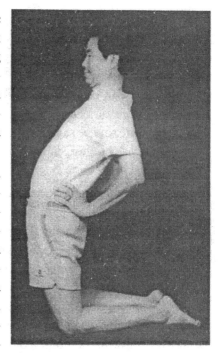

Рис. 9.5.2. Опуститесь на колени, поддерживая спину.

4. Полностью прогнитесь. Крепко держась руками за пятки или лодыжки, медленно подайте бедра и таз вперед, продолжая держать позвоночник удобно прогнутым, а подбородок слегка подобранным. Почувствуйте растяжение передней поверхности бедер и верхней части туловища. Ненадолго задержитесь в этом положении, направляя дыхание в растянутые мышцы.

5. Опуститесь на колени. Выпрямив позвоночник, медленно опуститесь на колени, положив руки на бедра сзади, чтобы поддержать корпус. Вернувшись в положение на коленях, можно опустить ягодицы на

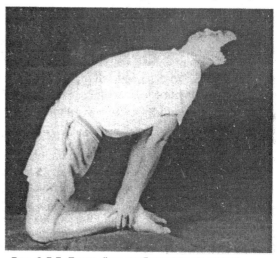

Рис. 9.5.3. Полный прогиб стоя на коленях: Опуститесь на коврик на колени. Ягодицы вперед, прогнитесь назад. Захватите ступни или лодыжки руками. Бедра и таз вперед, растяжение верхней части туловища.

пятки, чтобы немного отдохнуть. После этого вернитесь в исходное положение и повторите упражнение по меньшей мере дважды.

6. Закончите упражнение, лежа на спине. Окончив упражнение, отдохните лежа на спине и вдыхая золотистый свет в позвоночник и области, подвергшиеся растяжению. Во время выдоха освобождайтесь от токсинов и хронических напряжений, удерживавшихся в мышцах, сухожилиях и суставах.

Вариант более высокого уровня: Из положения «полного прогиба» сразу вернитесь в положение «сидя на пятках». Это альтернативный способ расслабить растянутые области, который вам пригодится, когда вы будете чувствовать в себе больше силы, гибкости и уверенности. Остальная часть упражнения выполняется так же, как раньше. Освобождайтесь от растяжения, вызванного прогибом спины, и опускайте ягодицы на пятки, продолжая держаться за лодыжки. Когда вы перемещаетесь назад, чтобы сесть на пятки, поддерживайте себя руками. Расслабьтесь и немного отдохните. Повторите еще два раза, прогибаясь вверх из положения сидя и продолжая держаться руками за лодыжки. В случае необходимости помогайте движению руками.

9.6. Дыхание пустой силы

Теперь, после того, как у вас было достаточно времени, чтобы освоить и прочувствовать упражнения, мы познакомим вас с этим методом дыхания. Вы можете добавить его к своей обычной программе, выбрав, с какими упражнениями его лучше всего сочетать. Кроме того, в этом разделе будет описано несколько новых упражнений.

> Предостережение: Те, у кого есть проблемы с сердцем или кто страдает повышенным давлением, должны выполнять это упражнение очень осторожно. Если вас беспокоит ваше состояние, посоветуйтесь с врачом.

«До-Ин-дыхание пустой силы»* представляет собой метод дыхания Цигун, который используется для увеличения содержания кислорода в теле. Каждая клетка тела — около 75 триллионов клеток — нуждается в кислороде для поддержания здоровья и надлежащего функционирования. «Дыхание пустой силы» основано на расширении обычного движения, которое мы производим при выдохе. Оно получается само собой, если полностью выдохнуть воздух, освободив от воздуха все тело, и потом задержать дыхание. Завершается выдох втягиванием внутренних органов под «свод» грудной клетки с последующим

---

* Процесс «Дыхания пустой силы» осуществляется за счет создания вакуума — пустоты — в брюшной полости, то есть, с точки зрения аэродинамики, правильнее было бы называть его «Дыханием силы пустоты». Для благозвучности, следуя английскому образцу, сохраняем название «Дыхание пустой силы». — *Прим. перев.*

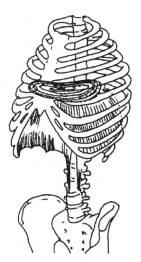

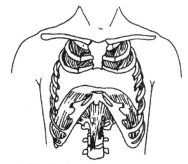

Рис. 9.6В. Схема соединения внутренних мышц диафрагмы *с поясничными позвонками 1, 2 и 3 сзади и с внутренней частью нижних ребер. Верхней своей частью она входит в собственное центральное сухожилие.*

Рис. 9.6А. Свод грудной клетки: *В процессе обычного выдоха грудная диафрагма расслабляется и сжимается, выгибаясь кверху и входя в свод грудной клетки; ее центральная часть направлена к вершине свода, ее центральное сухожилие находится непосредственно под сердцем[9].*

расширением их вниз — это движение вверх-вниз сознательно повторяется несколько раз. После этого следует вдох. В результате в брюшной полости создается вакуум и развивается мощная всасывающая сила. Этот вакуум в брюшной полости помогает втягивать воздух непосредственно в пищеварительный тракт, окисляя кровь и таким образом повышая уровень всех функций тела. Подобным образом, «Дыхание пустой силы» можно сочетать также с другими упражнениями, чтобы повысить их эффективность.

«Дыхание пустой силы» (ДПС) можно приспособить к упражнениям До-Ин. Благодаря такому дыханию кровь начинает быстрее переносить кислород к мышцам и сухожилиям, находящимся в тех областях тела, на которые воздействует данное упражнение. Возросшее содержание кислорода в крови вместе с питательными веществами крови и *Ци*, которую направляют упражнения До-Ин, позволяют значительно улучшить результаты всей практики.

9.6.1. Функция ДПС

Эта техника позволяет направить воздух непосредственно в кишечник, вместо того, чтобы пропускать его через легкие. Такой процесс поглощения кислорода, который увеличивает его содержание в крови, используется в даосских дыхательных практиках уже несколько тысяч лет. Недавно западными учеными было установлено, что выстилка пищеварительного тракта содержит те же клетки, способные поглощать кислород, что и легкие. Это позволяет кишечнику, поглощая кислород, направлять его непосредственно в кровь.

«Дыхание пустой силы», кроме обеспечения дополнительных резервов кислорода, в значительной степени увеличивает количество кислорода, которое может быть немедленно использовано в нижней части тела. Конечно, оно приносит пользу и верхней части тела. Кислород, поступающий через легкие, должен быть передан от легких сердцу, а потом от сердца — в нижнюю часть тела, туда, где он нужен. Для получения его из легких требуется больше времени, чем в случае непосредственного поступления в кишечник.

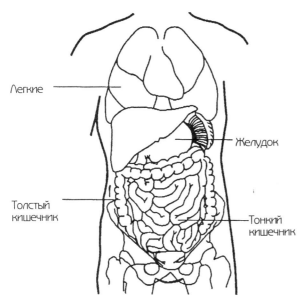

Легкие

Желудок

Толстый
кишечник

Тонкий
кишечник

Рис. 9.6C. Толстый и тонкий кишечник. Кишечник, имеющий длину около 9 м и выстланный клетками того же типа, что и легкие, способными поглощать кислород, обеспечивает значительно большую поверхность для поглощения кислорода, чем легкие. Этой способностью обладает также выстилка желудка и пищевода.

Кроме того, благодаря тому, что непосредственно в пищеварительный тракт и в кишечник можно вдохнуть больше воздуха, чем способны обработать легкие, кишечник в состоянии поставить большее количество кислорода в те области нижней части тела, на которые воздействует упражнение. Кишечник может поставлять в кровь больше кислорода и потому, что поверхность 8,5—9-метрового кишечника может поглощать его в 5, 10, 20 и даже в 50 раз больше, чем легкие. Эти цифры, конечно, произвольные. Успех будет зависеть от состояния и чистоты кишечника, а также от сноровки того, кто выполняет «Дыхание пустой силы» (ДПС).

В результате такого дыхания обеспечивается значительно лучшая оксигенация тела, чем в результате обычного дыхания. Когда мы дышим носом в обычных условиях, объем вдыхаемого воздуха существенно ограничен из-за ограниченности каналов. Кроме того, большая часть вдыхаемого воздуха выдыхается вместе с использованными газами, в частности с двуокисью углерода.

В то же время воздух, вдыхаемый во время ДПС, удерживается в пищеварительном тракте, тогда как в легких происходят постоянные приливы и отливы. Однако качество вдыхаемого воздуха должно быть хорошим. В конечном счете после того, как большая часть кислорода будет поглощена и передана в кровь, неиспользованный удержанный воздух выйдет обычным путем, то есть скорее всего вниз и наружу, но также и вверх наружу.

9.6.2. Метод

«Дыхание пустой силы» следует выполнять только при пустом желудке. ДПС осуществляется следующим образом: необходимо освободить легкие от воздуха, задержать дыхание, выполнить упражнение и после этого «захватить» воздух непосредственно в пищеварительный тракт. При этом воздух войдет также в легкие. При задержке дыхания на выдохе можно упражнять диафрагму, внутренние органы и мышцы живота.

Основное упражнение заключается в сдавливании органов брюшной полости за счет использования внутренней силы — так, чтобы сократилось занимаемое ими пространство. Одновременно их следует втягивать внутрь назад, по направлению к позвоночнику. Следующий этап — «всасывание» органов брюшной полости (не используя никакого внешнего дыхания) в нижнюю часть грудной клетки, вместе с грудинно-брюшной диафрагмой. Потом, надавливая на них, расширяйте их вперед. Опять сожмите их в небольшом объеме и втягивайте в направлении позвоночника и, наконец, опять всосите их в грудную клетку, не используя дыхания. Такая процедура помогает обеспечить засасывание за счет вакуума — создать «пустую» силу. Это один цикл. Вы можете мысленно представить всю процедуру как перекатывание шарика в круге. Ее можно осуществлять сидя, стоя или в любом другом положении, которое не мешает движениям живота.

9.6.3. Часть I.

Основное ДПС и упражнения ОКРУГЛЕННЫЙ РОТ, ПЕРЕКАТЫВАНИЕ ШАРА и ВЫДВИНУТАЯ ЧЕЛЮСТЬ

Сядьте на коврик, приняв удобную позу со скрещенными ногами. Положите кисти рук на бедра, пальцами вперед. Большие пальцы отогните назад, чтобы помогать движениям этого упражнения.

Упражнение 1. Округленный рот

Описание. Упражнение «Округленный рот» сочетается с упражнением ДПС — «Перекатыванием шара». Оно активизирует мышцы лица и обеспечивает лучшее снабжение лица кислородом. Регулярное выполнение упражнения поможет избавиться от морщин.

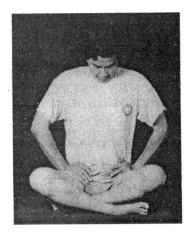

Рис. 9.6.1. Подготовка: *Очистите легкие, сделайте глубокий вдох через нос, задержите дыхание и слегка подберите подбородок.*

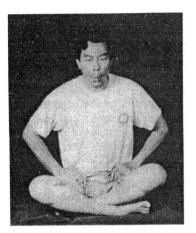

Рис. 9.6.2. Выдох через рот: *Отпустите подбородок и выдохните воздух ртом.*

Инструкции. Сделайте два подготовительных вдоха, чтобы перед задержкой дыхания в процессе выполнения ДПС и упражнений обеспечить дополнительное количество кислорода. Благодаря этому дополнительному кислороду вам будет легче задерживать дыхание при выполнении упражнений ДПС.

1. **Первый подготовительный вдох.** Выдохните воздух, чтобы очистить легкие. После этого, держа рот закрытым, сделайте быстрый глубокий вдох через нос. Подобрав подбородок, чтобы запереть горло, задержите дыхание на короткое, удобное для вас время, чтобы усилить процесс поглощения кислорода в легких.

2. **Отпустите дыхание и выдохните через рот.** Поднимите подбородок и освободите легкие, медленно, расслабленно, равномерно выдыхая воздух через рот.

3. **Второй подготовительный вдох.** Вдох такой же, как в пункте 1: закрыв рот, быстро сделайте сильный, глубокий вдох через нос, чтобы заполнить легкие, подберите подбородок, на этот раз задержав дыхание немного дольше, чтобы увеличить количество поглощенного кислорода. Выдох через рот.

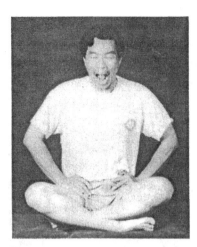

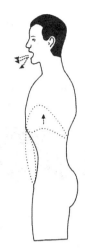

Рис. 9.6.3. 3-й дыхательный цикл: выдох со звуком ХХХА-А-А: С силой выдохните воздух, широко открыв рот и произнося звук ХХХА-А-А. Освободите легкие, сожмите внутренние органы, сделав живот плоским, «всосите» диафрагму в грудную клетку.

Рис. 9.6.3А. ХХХА-А-А, направляйте силы: Подтяните живот к спине, сделав его плоским, диафрагму поднимите вверх под свод грудной клетки.

4. Освобождение со звуком ХХХА-А-А-А. Сделав два предварительных вдоха-выдоха, вдохните в третий раз. Когда будете готовы освободиться от задержки дыхания, с силой выдыхайте воздух, произнося звук ХХХА-А-А-А. Продолжайте выдох широко открытым ртом (для усиления эффекта можно высунуть язык). Во время выдоха с помощью диафрагмы с силой сдавливайте большие нижние доли легких, поднимая их вверх. Одновременно используйте мышцы вокруг сердца и легких, чтобы полностью сжать все легкие. При этом не забывайте, что не следует выходить за пределы комфортного для вас состояния.

Сдавите органы брюшной полости и, уплощая живот, подтяните его к спине. После этого крепко сожмите мышцы мочеполового и анального сфинктеров — так, чтобы вы почувствовали силу звука ХХХА-А-А-А, исходящего из глубины тела — а не просто из верхней части груди или из горла. Звук должен напоминать хрип, идущий из глубины легких. Если можете, постарайтесь выдавить из легких весь воздух.

Во время задержки дыхания на выдохе всосите грудинно-брюшную диафрагму изнутри как можно выше внутрь грудной клетки, чтобы создать максимальную «пустую силу».

5. Рот округлен, язык высунут, глаза закатить кверху. Когда диафрагма всосана высоко внутрь грудной клетки и легкие опорожнены:

1. Округлите губы над зубами, чтобы рот напоминал букву «О» (не разводите челюсти слишком широко).

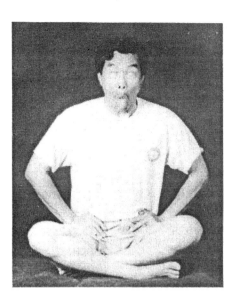

Рис. 9.6.4. Рот округлен, язык высунут, глаза закатить под верхние веки. *Катите шар вниз и наружу, затем к спине и вверх, под свод грудной клетки.*

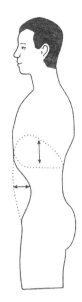

Рис. 9.6.4А. Направление силы «перекатывания шара»: *диафрагма, вверх-вниз. Живот, вперед-назад. Для направления силы используйте свой И, мысленно представляя, как шар катится по кругу. Это помогает создать вакуум.*

2. С усилием протолкните язык через округленные губы.

3. Закатите глаза вверх, по направлению к внутренней поверхности макушки. Это помогает растянуть кожу лица.

4. В этом положении выполняйте «перекатывание шара», предназначенное для увеличения поглощения кислорода телом. В результате объединения «Округленного рта» с ДПС к вовлеченным участкам кожи лица будет поступать больше кислорода, что, вместе с увеличением проходящего через лицо количества крови и *Ци*, нейтрализует тенденцию к образованию морщин в области лба, и кожа станет более гладкой.

6. **Перекатывание шара.** После этого, когда вы опустошили легкие и задержали дыхание, начинайте упражнять мышцу диаф-

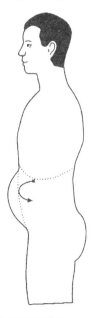

Рис. 9.6.4В. Начинайте «Перекатывать шар», направляйте силы: *вниз и наружу, к верхней точке свода, потом, изменив направление, — к спине.*

рагмы, внутренние органы и мышцы живота, «перекатывая шар»:

1. Мысленно представьте, как вы в конце выдоха со звуком ХХХА-А-А-А втягиваете шар к самому верху свода, образованного полностью поднятой диафрагмой.

2. Не производя вдоха, перекатывайте шар вниз под грудной клеткой, прижимая диафрагму вниз настолько, насколько она способна перемещаться.

3. Затем, используя свою *И*, синхронизированную с мышцами живота, поддерживайте непрерывность движения, чтобы толкнуть шар дальше вниз и наружу настолько, насколько может переместиться передняя стенка живота.

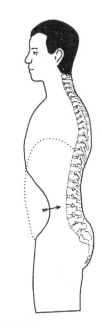

Рис. 9.6.4С. Катите шар внутрь, направляйте силу: Перемещайте шар назад, к позвоночнику.

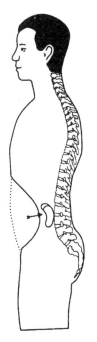

Рис. 9.6.4D. Катите шар к почкам, направляйте силу: Надавливайте в сторону почек.

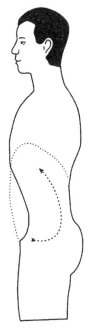

Рис. 9.6.4Е. Катите шар вверх, направляйте силу: От почек возвращайтесь назад, к верхушке свода диафрагмы в грудной клетке.

4. После этого, изменив направление усилия нижних мышц живота, перекатывайте шар по направлению к позвоночнику.

5. Когда живот опять плоский и прижимает шар к почкам, начинайте перекатывать шар назад под свод диафрагмы в грудной клетке. С помощью «бездыханного засасывания пустой силы» втяните шар назад к верхушке поднятого внутри грудной клетки свода диафрагмы. Вы можете помогать втягиванию шара вверх, еще сильнее высунув язык во время «бездыханного засасывания» шара.

6. Повторите «Перекатывание шара» несколько раз — до тех пор, пока вы сможете без особых усилий задерживать дыхание на выдохе.

«Перекатывание шара», кроме массажа внутренних органов, упражнения мышц живота и стимулирования движения застойной *Ци*, подготавливает условия для глубокого вакуума, который позволит засасывать воздух, который вы будете «вдыхать» непосредственно в пищеварительный тракт.

7. **«Вдыхание» воздуха в пищевод, желудок и кишечник.** Когда у вас опять появится необходимость сделать вдох, прижмите диафрагму и внутренние органы брюшной полости вниз, откройте рот и быстро расширьте сжатую брюшную полость одновременно вперед, назад, в стороны, вверх и вниз. В результате создается глубокий вакуум, что обеспечивает засасывание воздуха в пищевод и далее — через желудок — в тонкий и, наконец, в толстый кишечник (а также в легкие). Стремительное движение воздуха, засасываемого силой вакуума в брюшной полости, вызывает при его прохождении через горло звук, подобный звуку затрудненного дыхания. Прежде чем делать выдох, с силой

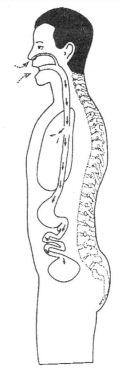

Рис. 9.6.4F. Завершив перекатывать шар, направляйте силу, «вдыхайте» воздух в кишечник: Освободите «шар», язык и глаза. Надавливая диафрагмой вниз, одновременно расширяйте органы брюшной полости вперед, назад, в стороны, вверх и вниз. Рот держите открытым, чтобы благодаря создавшемуся в брюшной полости вакууму воздух засасывался в пищевод и дальше вниз, в кишечник. И в легких образуется вакуум, и они тоже будут засасывать воздух.

сглотните, затем «заприте шею и с помощью своего _И_ протолкните воздух вниз, через пищевод и желудок, в кишечник, чтобы удержать его в пищеварительном тракте.

Сначала, когда под действием глубокого вакуума воздух будет засасываться в пищеварительный тракт, он будет в значительной степени обходить легкие. После первого прилива воздуха легкие станут наполняться сильнее. Повторите.

8. **Повторите 10 раз.** Выполните упражнение 10 раз или, в случае необходимости, отрегулируйте количество повторений, чтобы не выходить за пределы комфортной для вас зоны.

Упражнение 2. Выдвинутая челюсть

Упражнение «Выдвинутая челюсть» предназначено для натягивания кожи в области горла и под подбородком, что предотвращает возникновение «второго подбородка». В целом упражнение выполняется так же, как описанное выше упражнение «Округленный рот», за исключением пункта 5.

После «выдоха пустой силы ХХХА-А-А-А» задержите дыхание и — вместо округления рта и высовывания языка — выполните следующие указания:

1. **С силой выдвиньте нижнюю челюсть.** Обнажив нижние зубы, с силой выдвиньте нижнюю челюсть и задержите ее в этом положении. Почувствуйте, как растянулась кожа под подбородком и в области горла.

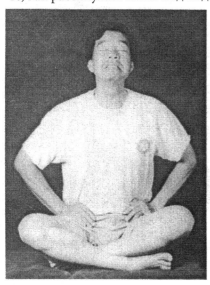 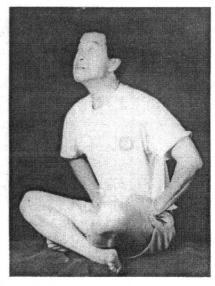

Рис. 9.6.5. Выдвинутая челюсть: _Обнажите зубы и с силой выдвиньте нижнюю челюсть._

Рис. 9.6.6. Челюсть выдвинута, глаза закачены: _Продолжая держать челюсть выдвинутой, закатите глаза кверху, к макушке._

2. **Закатите глаза кверху.** Закатите глаза, как будто вы стараетесь увидеть внутреннюю поверхность макушки. Продолжайте держать челюсть выдвинутой и глаза закаченными.

3. **Сочетание «Выдвинутой челюсти» с «Перекатыванием шара».** Начинайте перекатывать шар, как описано в пункте 6 предыдущего упражнения, потом переходите к пункту 7, «Вдыхание» воздуха. Повторите это комбинированное упражнение 10 раз.

Упражнение 3. Усовершенствование — опустившись на колени, сидеть на поднятых пятках

Оба предыдущих упражнения можно выполнять в положениях опустившись на колени и сидя на поднятых пятках. Эти позы обеспечивают более сильное воздействие упражнений.

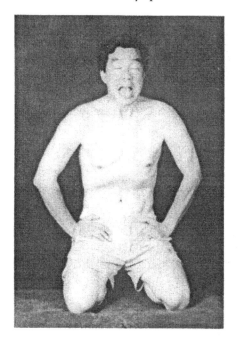

Рис. 9.6.7. На поднятых пятках: Выдох со звуком ХХХА-А-А-А.

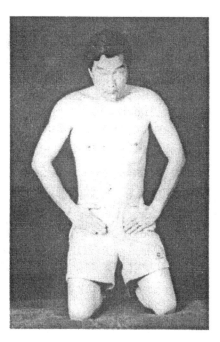

Рис. 9.6.8. Стоя на коленях: Округлите рот и перекатывайте шар.

Пятки подняты, диафрагма всосана вверх, язык высунут. Высунув язык, начинайте в процессе засасывания воздуха под действием «пустой силы» высовывать его дальше вниз, к подбородку, и, подобрав подбородок, увеличьте внутреннюю силу подтягивания диафрагмы и живота. «Перекатывание шара» можно выполнять в этом положении или стоя на коленях. Повторяя это упражнение, попробуйте чередовать положение со скрещенными ногами, сидя на поднятых пятках и стоя на коленях.

Усовершенствованное перекатывание в брюшной полости. Чтобы увеличить пользу от упражнения, можно усовершенствовать процесс «перекатывания», развив контроль над группами мышц в конкретных областях. Всякий раз, выполняя ДПС, работайте над этой областью. Потом переходите к следующей.

1. **Средняя часть — левая сторона — правая сторона брюшной полости.** Начните с «перекатывания шара» в средней части брюшной полости, потом направляйте его в левый бок, потом в правый. Добившись легкости на этих больших участках, начинайте работать в пределах среднего участка, выполняя «мини-перекатывания».

2. **Мини-перекатывания на среднем участке.** Начинайте «перекатывать шар» по меньшим кругам в пределах нижней части брюшной полости, затем, при каждом последующем «Дыхании пустой силы», переходите к средней части брюшной полости, верхней, и наконец — к нижней части грудной клетки.

Польза от упражнения. Кровь, *Ци* и кислород направляются к областям, на которые воздействует упражнение. Благодаря «Дыханию пустой силы» и упражнениям для брюшной области, эта область получает значительно большее количество кислорода. Кислород необходим для переработки жира в процессе обмена веществ: повышенное содержание кислорода способствует сжиганию избыточного жира в теле. Делайте почаще упражнения с «перекатыванием шара», и это поможет вам избавиться от лишнего жира, накопленного в области живота.

Кроме того, развивая повышенное осознание и контроль различных групп мышц в этой важной области, человек может эффективнее направлять свою внутреннюю силу и *Ци*. Одно из многих важных применений этой способности — значительное укрепление заземляющей связи с землей, которая развивается в процессе занятий Цигун. Изящество и сила упражнений До-Ин существенно увеличиваются, если движения направляются из *Даньтяня*.

9.6.4. Часть II. «Дыхание пустой силы» в сочетании с До-Ин

Чтобы использовать «Дыхание пустой силы» в сочетании с упражнением До-Ин, займите исходное положение для приведенного ниже конкретного упражнения. При обычном его выполнении вы делаете вдох в исходном положении, а затем, на выдохе, начинаете активное движение. Подобным образом, добавив к упражнению «Дыхание пустой силы», выполните предварительное

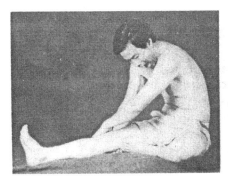 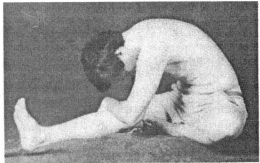

Рис. 9.6.9. Используя ДПС, переходите в следующее положение на выдохе со звуком ХХХА-А-А-А: Выдох со звуком ХХХА-А-А-А в упражнении «Обезьяна поворачивает позвоночник к ногам наружу».

Рис. 9.6.10. Упражнение ДПС в окончательной позиции: «Перекатывание шара» в упражнении «Обезьяна поворачивает позвоночник к ногам наружу».

дыхание для ДПС, как было описано выше. Движение начинайте, когда вы выдыхаете, произнося звук ХХХА-А-А-А.

Или, если движения до окончательной позиции недостаточно для этого, перед тем, как начать перемещать позвоночник в это положение, сделайте сначала выдох со звуком ХХХА-А-А-А, что потребует дополнительного вдоха и выдоха. Выдох должен быть как можно более полным, чтобы после этого можно было задержать дыхание и выполнить какую-нибудь разновидность движений для диафрагмы и живота, используемых при «Дыхании пустой силы». Улыбайтесь, не размыкая губ. При выдохе «Полной силы» нет необходимости высовывать язык, но, если вы чувствуете в этом потребность, можете это сделать.

9.6.5. Варианты ДПС для упражнений До-Ин

Прежде всего выберите упражнение До-Ин или фазу в последовательности движений, которая подходит для выполнения диафрагмой и животом какого-нибудь вида движений «пустой силы». Можно выбрать одно из приведенных ниже упражнений ДПС, подходящее для конкретного упражнения До-Ин.

1. **Основная схема «Перекатывания шара» по кругу.** Это упражнение можно выполнять, когда мышцы живота не напряжены и возможны его повторяющиеся движения в полном диапазоне.

2. **Использование всасывания ДПС для поднятия диафрагмы вверх и последующего давления вниз.** При наличии небольшого напряжения можно делать только эти повторяющиеся движения вверх-вниз. Повторяйте их до тех пор, пока будете чувствовать себя комфортно.

3. **Втягивание диафрагмы вверх и задержка — когда никакие движения животом невозможны.** Просто задержите дыхание на выдохе и используйте силу всасывания при отсутствии дыхания, чтобы втянуть диафрагму в грудную клетку и удерживать ее там, пока вы не будете готовы сделать вдох.

4. **Завершение и выход из упражнения ДПС.** Когда вы находитесь в одной из поз До-Ин и хотите прекратить упражнение ДПС:

1. Прижмите диафрагму и внутренние органы вниз и расширьте их.

2. Дайте возможность образовавшемуся вакууму втянуть воздух через горло со звуком затрудненного дыхания, и сделайте сильное глотательное движение, чтобы его удержать. После этого переходите к следующей фазе упражнения До-Ин, возможно, к позе отдыха.

3. Расслабьтесь и дышите, как в обычной фазе отдыха До-Ин.

ПИЩЕВАРЕНИЕ. В процессе пережевывания пища естественным образом аэрируется и смешивается со слюной. Когда, благодаря значительно возросшему содержанию кислорода в крови, кишечник лучше снабжается кислородом, процесс пищеварения проходит более эффективно. Поскольку около 80% поступающего в тело кислорода обычно используется мозгом, чувства «опьянения», которое мы обычно испытываем после еды, в этом случае удается избежать. В результате живость ума после еды остается ненарушенной, особенно если не переедать.

ЗАМЕЧАНИЕ. «Дыхание пустой силы» лучше делать до еды, чем вскоре после еды!

9.7. Тигр, отдыхающий в тени

Это первое упражнение в положении сидя. Важно, чтобы вы чувствовали себя удобно в различных позах на коврике.

1. Сядьте, согнув обе ноги. Теперь, опираясь обеими руками, устремите ноги вправо, вытянув обе ступни в одном направлении.

2. В течение одной-двух минут оставайтесь в этом положении, опираясь на седа-

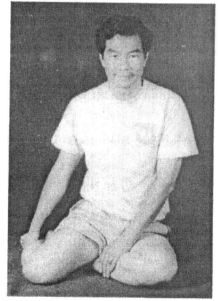

Рис. 9.7.1. Пусть ноги устремляются вправо, правая рука держит правую лодыжку, левая рука — левую икру. Спина прямая.

лищные кости, и почувствуйте, как ваша прямая спина поднимается к небу.

3. Повторите упражнение в левую сторону.

9.8. Приседающая обезьяна

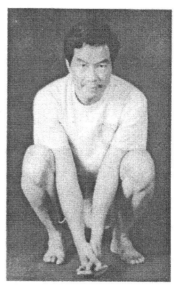

**АКТИВИЗИРУЕМЫЕ
МЕРИДИАНЫ:
ЯН: МЕРИДИАН МОЧЕВОГО
ПУЗЫРЯ
ИНЬ: МЕРИДИАН ПОЧЕК**

1. Присядьте, не отрывая пяток от пола, оперев руки о колени, переплетите перед собой пальцы рук. Слегка подпрыгивайте, смещая свой вес из стороны в сторону.

2. Эта поза открывает бедра и снимает напряжение в нижней части спины. Она хороша для принятия пищи, чтения или медитации.

Рис. 9.8.1. Присядьте, не отрывая пятки от пола, оперев руки о колени, переплетите пальцы рук и слегка подпрыгните.

9.9. Змея, показывающаяся из кустов

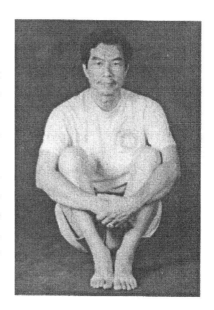

1. Сядьте на пол. Подтяните колени к груди и обхватите их руками. Начинайте слегка покачиваться взад-вперед.

2. Почувствуйте, как открываются бедра и удлиняется позвоночник.

Замечание. Важно сидеть на полу в самых разных позах. Многие проблемы у людей Запада возникают в результате того, что они сидят только на стуле. Попробуйте есть, читать или смотреть телевизор, сидя на по-

Рис. 9.9.1. Подтяните колени к груди, обхватите их руками и покачивайтесь взад-вперед.

лу. Включите эти сидячие позы в свою повседневную жизнь.

9.10. Гигантская черепаха, входящая в пещеру

**АКТИВИЗИРУЕМЫЕ МЕРИДИАНЫ:
А и С. ИНЬ: ОТ НОГ — МЕРИДИАНЫ СЕЛЕЗЕНКИ, ПОЧЕК,
ПЕЧЕНИ
В. ЯН: МЕРИДИАН МОЧЕВОГО ПУЗЫРЯ**

В китайской медицине черепаха заслужила известность благодаря своему долголетию. Черепаха долго живет потому, что у нее открыт *Функциональный*

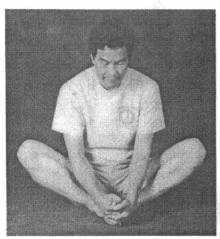

Рис. 9.10.1. Сведите подошвы ног вместе и удерживайте их руками.

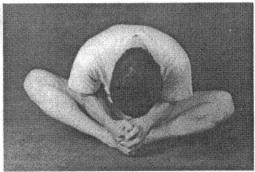

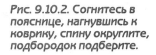

Рис. 9.10.2. Согнитесь в пояснице, нагнувшись к коврику, спину округлите, подбородок подберите.

канал, и открытие этого канала облегчают именно ее движения. Вы можете использовать ДПС в положении наклона вперед.

1. Сядьте так, чтобы ступни ног находились перед вами, сведите подошвы вместе и удерживайте ступни обеими руками. Теперь начинайте с нижней части поясницы наклоняться вперед и вниз. Перемещаясь вперед, слегка округлите спину. Изгибая верхнюю часть туловища вниз к коврику, притяните подбородок к груди. После этого, двигая только шеей, сделайте вдох,

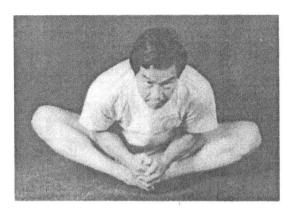

Рис. 9.10.3. Двигая только шеей, вытяните ее и «заприте». Выпрямите позвоночник и вернитесь в центральное положение.

вытяните и заприте шею, подав голову слегка назад. Выпрямите позвоночник и вернитесь в исходное положение. Следите за тем, чтобы растяжение не было слишком сильным.

2. Ваши движения должны быть похожи на движения черепахи. Двигайтесь прямо вперед, делая выдох, наклоняйтесь немного ближе к полу, опуская голову и округляя верхнюю часть спины, оттягивая подбородок к груди. Вдыхая, поднимите глаза и вернитесь в исходное положение. Представьте, что вы описываете подбородком окружность. Проглотите слюну.

3. Немного посидите, слегка раскачиваясь и встряхивая коленями.

Примечание. Проглатывание слюны — это тайная техника. Даосы говорят, что пищевод имеет в высоту двенадцать этажей. В пищеводе расположен клапан, который пропускает пищу вниз и не позволяет пище и запаху подниматься вверх. Когда вы естественным образом сглатываете слюну, она опускается до клапана и оседает на закрытом клапане, пока ее не соберется достаточное количество, чтобы пройти через него. Даосы не позволяют слюне осаждаться в этом месте, так как она блокирует энергию и превращается в слизь. Поэтому учитесь сглатывать слюну правильно:

1. Чтобы правильно сглотнуть слюну, стисните подбородок и поднимите макушку, чтобы сделать горло непроницаемым.

2. Вдохните, задержите дыхание и сделайте горло непроницаемым, чтобы было трудно глотать.

3. Подготовьте слюну и с усилием проглотите ее, чтобы был слышен громкий глотательный звук. Проталкивайте слюну в горло с помощью своего *И*. Почувствуйте, как она проходит через пищевод и дальше, через желудок, в тонкий кишечник и в область *Даньтяня*. Огонь *Даньтяня* сожжет и преобразует ее в *Ци*. Вы заставляете слюну двигаться вниз под давлением *Ци*. Проглатывая подобным образом «нектар», вы провоцируете отрыжку. В

результате задержавшийся в желудке газ получает возможность выйти наружу. Вы сможете убедиться, что это эффективный способ вызвать здоровую отрыжку.

9.11. Черепаха, появляющаяся из моря

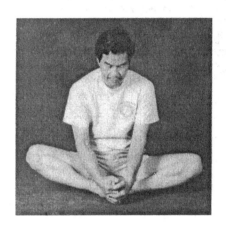

Рис. 9.11.1. Возьмитесь руками за ступни ног, удерживая подошвы вместе.

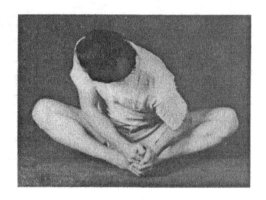

Рис. 9.11.2. Начинайте движение верхней частью туловища вперед вниз, потом поворачивайтесь вправо, начиная от поясничных позвонков. Посмотрите через правое плечо.

АКТИВИЗИРУЕМЫЕ МЕРИДИАНЫ:
ИНЬ: ОТ НОГ — МЕРИДИАН СЕЛЕЗЕНКИ, ПОЧЕК, ПЕЧЕНИ
ЯН: МЕРИДИАН МОЧЕВОГО ПУЗЫРЯ

1. Сядьте, положив ноги перед собой. Сведите подошвы ног вместе и придерживайте ступни руками. Перемещайте вниз верхнюю часть туловища, начиная с нижней части спины, и начинайте поворачиваться вправо — сначала нижнюю часть спины, потом среднюю. Повернитесь и без

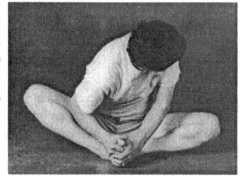

Рис. 9.11.3. Повторите движение, поворачиваясь влево. Вернитесь в центральное положение.

напряжения посмотрите через правое плечо, слегка повернув шею. Верните лицо в центральное положение, вдохните и расслабьтесь.

2. Теперь повторите то же движение влево и вернитесь в центральное положение.

3. Повторите несколько раз и немного пораскачивайтесь.

Глава 10. Комплекс 5

Прямизна в кривой

Краткое описание комплекса. В этих упражнениях сделан упор на развитие, укрепление и усиление эластичности сухожилий туловища и рук. Когда вы скручиваете и выворачиваете пальцы, запястье и локти, сухожилия изгибаются, огибая кости. Удержите эту кривизну, создавая ряд противодействующих сил в тот момент, когда вы пытаетесь выпрямить руки, и сухожилия растянутся. Достигнутое таким образом растяжение сухожилий в руках распространится от рук к шее, к позвоночнику, к нижней части спины и ниже, к ногам. Эти упражнения позволяют еще больше улучшить состояние позвоночника. Все они начинаются из положения сидя со скрещенными ногами.

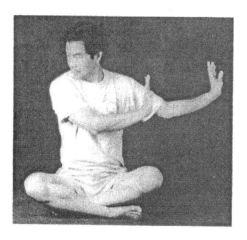

Рис. 10.2.4. Дракон вытягивает хвост, когти влево.

10.1. ФАЗАН РАСПРАВЛЯЕТ КРЫЛЬЯ

10.1.1. Скручивание большого пальца с использованием противодействующей силы

10.1.2. Скручивание мизинца с использованием противодействующей силы

10.1.3. Фазан расправляет крылья

10.2. ДРАКОН ВЫТЯГИВАЕТ ХВОСТ, КОГТИ В СТОРОНУ

10.3. ДРАКОН ВЫТЯГИВАЕТ ХВОСТ, КОГТИ КВЕРХУ

10.4. ДРАКОН ВЫТЯГИВАЕТ ХВОСТ, КОГТИ В ОБЕ СТОРОНЫ

10.5. ДРАКОН ВЫТЯГИВАЕТ ХВОСТ, КОГТИ ВПЕРЕД

10.6. НАТЯЖЕНИЕ ЛУКА И ИСПУСКАНИЕ СТРЕЛЫ

10.7. БАМБУК, РАСКАЧИВАЮЩИЙСЯ НА ВЕТРУ

10.8. ПОВЕРНИТЕСЬ И ОТКРОЙТЕ ВРАТА ЖИЗНИ

10.9. КОЛИБРИ

10.10. МЕДВЕДЬ РАСТЯГИВАЕТ СПИНУ

10.11. ЗМЕЯ ОБВИВАЕТСЯ ВОКРУГ ДЕРЕВА

10.12. ПЛЫВУЩИЙ ДРАКОН

10.1. Фазан открывает крылья

Теоретические соображения, положенные в основу упражнений 10.1—10.6, можно выразить одной фразой: «Находите в кривой прямизну». Это означает, что, когда вы скручиваете пальцы, запястья и локти, сухожилия закручиваются вокруг костей и становятся короче (по сравнению с их длиной в первоначальном положении). Когда, пытаясь выпрямить руки, вы удерживаете эту кривизну, создавая ряд противодействующих сил, сухожилия растягиваются. Такое растягивание сухожилий в руках распространяется на шею, позвоночник, нижнюю часть спины и дальше, на ноги. Если вы скручиваете руки правильно, сухожилия во всех этих участках тела растягиваются и образуют единую связь. Когда вы отдыхаете, пошлите улыбку своим сухожилиям и ощутите, как течет к ним *Ци* и кровь. Почувствуйте, как они увеличиваются и становятся сильнее.

Подготовительные упражнения: активизация уравновешивающих противодействующих сил в руках. Эти упражнения помогут вам ощутить усиление сухожилий.

10.1.1. Скручивание большого пальца с использованием противодействующей силы

1. **Захватите правое запястье левой рукой, с умеренной силой.** Начинайте выкручивать большой палец влево (по часовой стрелке) и пусть остальные пальцы и ладонь пробуют следовать за ним. Держа запястье, почувствуйте

силу противодействия, когда вы приучаете ладонь и пальцы двигаться в одном направлении, а запястье — в противоположном. Отпустите руку, потом опять захватите запястье и скручивайте ладонь и пальцы. Повторите несколько раз (так, чтобы мозг *Даньтяня* и «мозг конечностей» могли полностью осознать внутреннюю структуру противодействующих сил).

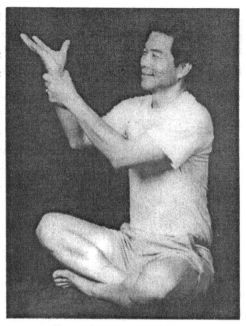

Рис. 10.1.1. Силы противодействия запястья и кисти руки: *Приучайте большой палец, ладонь и остальные пальцы поворачиваться в одном направлении, тогда как запястье поворачивается в противоположном. Начните со скручивания большого пальца влево (по часовой стрелке).*

2. **После этого создавайте противодействующие силы без удерживания**, скручивая кисть и запястье в противоположные стороны — не помогая правой руке левой. Чтобы скручивать кисть и поддерживать противодействие запястья, воспользуйтесь силой своего *ума-глаз-сердца* — своего *И*.

3. **Противодействующая сила локтя: подтягивайте локоть правой рукой.** Сохраняйте противодействующие силы, созданные скручиванием большого пальца и запястья. Обратите внимание на естественное стремление локтя при повороте кисти двигаться в сторону от вашего туловища. Придержите правый локоть левой рукой и слегка притяните его к себе. Одновременно слегка надавливайте правым локтем наружу, чтобы обеспечить равновесие противодействующих сил. Продолжайте скручивать кисть, запястье и локоть, пока не почувствуете, как сухожилия обвиваются вокруг костей. При этом сфокусируйте свой *И* таким образом, чтобы скручивание распространялось от запястья к локтю, потом к плечу и к лопатке.

4. **Проделайте то же упражнение для левой руки.** Начинайте со скручивания большого пальца вправо (против часовой стрелки), остальные пальцы и ладонь следуют за ним.

10.1.2. Скручивание мизинца с использованием противодействующей силы

1. Захватите правое запястье левой рукой, как в предыдущем упражнении. Начинайте скручивать мизинец против часовой стрелки — вперед и влево, при этом остальные пальцы и ладонь пытаются следовать за ним. Удерживайте левой рукой запястье, противодействуя движению. Прочувствуйте силы противодействия, когда кисть пытается повернуться вслед за мизинцем, а запястье сопротивляется этому движению. Проделайте несколько раз — напрягая, ощущая противодействующие силы и отпуская.

2. После этого проделайте те же противодействующие движения, не удерживая правое запястье, а лишь используя силы, управляемые вашим И.

3. Противодействующая сила локтя: правой рукой отталкивайте локоть

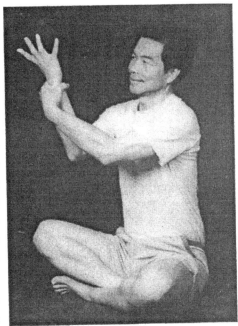

Рис. 10.1.2A. Развитие противодействующих сил, начиная от мизинца: *Скручивайте мизинец против часовой стрелки. Удерживайте левой рукой запястье правой, противодействуя движению.*

наружу. Обратите внимание, что при движении кисти локоть стремится двигаться внутрь, по направлению к туловищу. Поддерживая изнутри правый локоть левой рукой, не мешайте левой руке слегка отталкивать его наружу, когда он надавливает внутрь, обеспечивая таким образом равновесие противодействующих сил. Проделайте это несколько раз, чтобы отметить ощущение внутренней структуры уравновешенных противодействующих сил. Снимите левую руку с локтя, сохраняя противодействующие силы, созданные вами при скручивании мизинца и запястья в противоположные стороны. Продолжайте скручивание кисти, запястья и локтя под действием противодействующих сил, пока не почувствуете, как сухожилия обвиваются вокруг костей. Прочувствуйте равновесие противодействующих сил от кисти до запястья, локтя, плеча, лопатки.

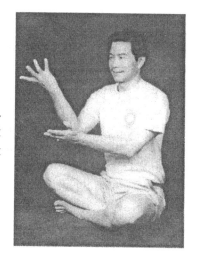

Рис. 10.1.2В. Запомните внутреннюю структуру уравновешенных противодействующих сил: Левая рука слегка отталкивает локоть правой, когда он надавливает внутрь.

4. **Выполните то же упражнение для левой руки.** Начинайте скручивать мизинец по часовой стрелке, вперед и вправо, остальные пальцы и ладонь будут пытаться следовать за ним.

10.1.3. Основное упражнение: фазан расправляет крылья

АКТИВИЗИРУЕМЫЕ МЕРИДИАНЫ: А. ИНЬ: РУКА — МЕРИДИАН ЛЕГКИХ, ПЕРИКАРДА, СЕРДЦА В. ЯН: РУКА — МЕРИДИАН ТОЛСТОГО КИШЕЧНИКА, ТРОЙНОГО НАГРЕВАТЕЛЯ, ТОНКОГО КИШЕЧНИКА

1. **Начало упражнения: закручивание пальцев внутрь, к грудной клетке.** Сядьте, скрестив ноги, голову держите прямо, спина должна быть удобно выпрямлена. Вытяните руки вперед на высоте плеч, ладонями друг к другу. Закручивайте пальцы вверх и внутрь, начиная с мизинцев; все остальные пальцы один за другим следуют за ними, пока они не будут указывать на вашу грудную клетку. Ладони естественным образом повернутся вверх и последуют за движением пальцев, скручиваясь и сгибаясь в запястьях. Сохраняйте непрерывность движения, подводя кисти к грудной клетке, а локти отгибая наружу.

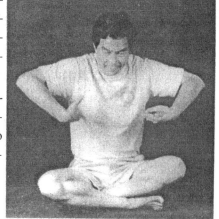

2. **Локти наружу, кисти проходят под мышками.** Когда руки приближаются к туловищу и движутся в стороны — так, что локти полностью разворачиваются нару-

Рис. 10.1.3.1. Закручивайте пальцы внутрь и перемещайте к под мышкам.

жу, ладони должны быть направлены вверх, а кисти обращены друг к другу. Руки движутся от боков туловища и назад под мышками в горизонтальной плоскости. В таком положении — ладони кверху, пальцы рук указывают друг на друга — перемещайте руки назад за подмышки как можно дальше.

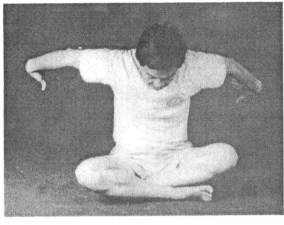

Рис. 10.1.3.2. Проведя руки под мышками, вытягивайте их назад.

3. **Руки сзади, мизинцы и запястья скручиваются назад, описывая дугу в 90°.** Держа кисти ладонями кверху, опишите предплечьями дугу около 90°, переведя их назад за туловище — так, чтобы пальцы указывали назад. Движение по дуге должно осуществляться за счет крутящего усилия мизинцев, направленного назад и наружу, и скручивания запястий, в результате чего предплечья полностью перемещаются назад.

4. **Измените направление движения — по окружности вперед, ладони наружу.** Из крайнего заднего положения поддерживайте плавное, непрерывное движение в стороны. Продолжайте скручивать руки в запястьях, сохраняя ведущими мизинцы — так, чтобы предплечья и кисти двигались по дуге в стороны и вверх, приблизительно до уровня плеч, причем когда они достигнут этого положения, мизинцы должны находиться в самой высокой точке, а ладони должны быть направлены назад. Благодаря тому, что сухо-

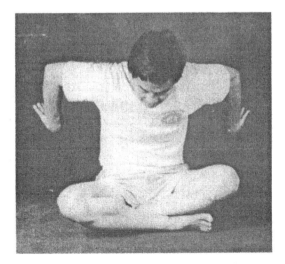

Рис. 10.1.3.3. Опишите предплечьями дугу назад.

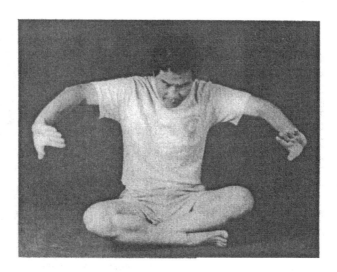

Рис. 10.1.3.4. Мизинцы и плечи вверх в стороны, мизинцы и ладони скручены вперед.

жилия изгибаются, вытянутые руки будут немного согнуты в локтях. Из крайнего положения по бокам продолжайте перемещать руки по дуге вперед, сгибая их в запястьях, чтобы кисти были направлены вперед, а ладони обращены наружу. Перемещая руки вперед, начинайте изгибать их по окружности.

5. **Руки прямо вперед, пальцы вытянуты, ладони наружу и поворачиваются вниз, большие пальцы скручиваются наружу.** Почувствуйте связи и растяжение, которые возникают в лопатках, плечах, локтях, запястьях и суставах мизинцев, когда вы во время движения плеч вперед поддерживаете изгиб сухожилий вокруг костей. Достигнув переднего положения, вы должны еще чувствовать скручивание запястий и мизинцев. Ладони нужно протолкнуть вперед до такого положения, чтобы пальцы рук были отделены расстоянием примерно в шесть дюймов, но вытянуты по направлению друг к другу. После этого последнее крутящее движение: скручивайте запястья таким образом, чтобы пальцы и кисти повора-

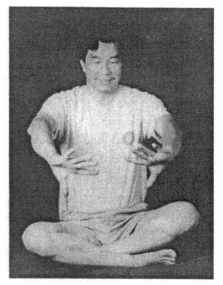

Рис. 10.1.3.5. Описав полный круг, ладони смотрят вперед, запястья скручены вниз, большие пальцы вперед.

чивались вниз, при этом большие пальцы скручивайте вперед. Почувствуйте, как вытягиваются и получают энергию все суставы и кончики пальцев.

6. Важный финал: найдите в кривой прямизну. Сохраняя кривизну растянутых сухожилий в изогнутых руках, подтолкните руки вперед, прямо перед собой. Вытягивайте руки вперед, закручивая кисти вниз и скручивая большие пальцы вперед. Одновременно подтяните подбородок назад, опустите грудную клетку внутрь, округлите лопатки, оттесните поясничные позвонки назад, чтобы выпрямить нижнюю часть спины, и слегка наклоните крестец вперед. Прочувствуйте растяжение и связи, благодаря которым энергия течет от кончиков пальцев, через руки, шею, и дальше вниз по позвоночнику — к крестцу. Чем больше вы попытаетесь выпрямить руки, тем большее растяжение вы почувствуете в нижней части спины.

В заключительном крещендо растяжения — «прямизне в кривой» — все элементы движения должны быть синхронизированы и выполняться в полной гармонии. Все движение, начиная от первого закручивания пальцев, должно быть плавным и непрерывным.

7. Повторите. Верните руки в исходное положение, ладонями друг к другу, и повторите упражнение 3, 6 или 9 раз. Немного отдохните, улыбаясь своим сухожилиям и ощущая, как течет к ним *Ци* и кровь. Почувствуйте, как они увеличиваются и становятся сильнее.

Как обычно, не выходите за пределы комфортной для вас зоны. При растяжении не применяйте излишних усилий: наращивайте силу и эластичность своих сухожилий постепенно, шаг за шагом. Вначале, совершая медленное, ритмичное движение, развейте ощущение, как «устанавливать кривую» (обвивать сухожилием кость) и «находить прямизну» (растягивать его сильнее). Затем вы должны научиться координировать дыхание с движением: вдыхать, когда «устанавливаете кривую», и выдыхать, когда «находите прямизну».

ПРИМЕЧАНИЕ. Если вы выполняли описанные выше упражнения и дошли до настоящего момента, у вас уже должно было развиться чувство того, как ощущается растяжение сухожилий в процессе движения. Поэтому мы можем сократить последующие инструкции — понимая, что читатель будет выполнять движения таким образом, чтобы они «изгибали» и растягивали сухожилия. В противном случае эти движения будут приносить гораздо меньше пользы.

8. Измените направление на противоположное. Вытяните руки вперед, как в предыдущем упражнении. Начинайте с ладоней, обращенных в стороны, то есть тыльные части кистей рук должны быть вместе. Совершая движения в

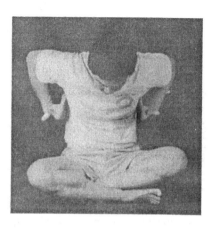

Рис. 10.1.3.6. Из положения сзади перемещайте кисти вперед под мышками: *Скрутите кисти внутрь к туловищу, затем изогните под мышками.*

Рис. 10.1.3.7. Протяните руки вперед от лопаток: *Создавайте скручивание наружу в кистях (большие пальцы поворачиваются наружу и вниз) и противодействующие силы в запястьях и локтях. Нажимая руками вперед, старайтесь «найти прямизну в кривой».*

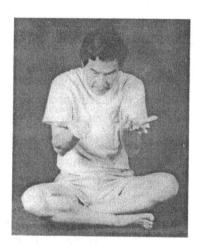

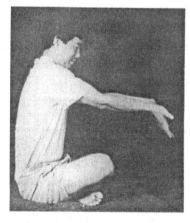

Рис. 10.1.3.8. Крещендо —завершение толчка вперед: *Синхронизируйте движения: подберите подбородок, выпрямите поясничную часть позвоночника и крестец, затем, в конце толчка руками вперед, чтобы «найти прямизну» при одновременном вращении кистей рук и больших пальцев — изогните ладони вниз и сделайте дополнительный толчок через ладони и вытянутые пальцы.*

направлении, противоположном описанному выше (подобно возвращению по тому же пути), перемещайте руки наружу в стороны и назад за туловище.

Почувствуйте натяжение сухожилий на всем пути через руки, шею и спину. Повторите 3, 6 или 9 раз. Немного отдохните, наблюдая за произведенным действием.

Варианты: короткие версии «Фазана, расправляющего крылья»

Часть I: руки спереди. Следующий сокращенный вариант движений выполняется перед грудью и под мышками, но при этом руки не вытягиваются назад, как описано в предыдущем разделе. Во второй части эти движения будут перенесены внутрь — наружу — в стороны — вниз по бокам туловища.

1. **Следуйте указаниям, приведенным в подписях** к следующим четырем фотографиям.

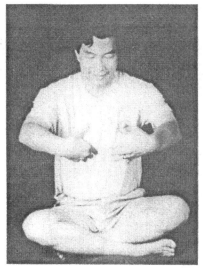

Рис. 10.1.3.9. Из положения вперед
закручивайте пальцы внутрь, к груди: *Как и раньше, начинайте движение с ладоней, обращенных друг к другу; потом закручивайте пальцы вверх и внутрь по направлению к груди.*

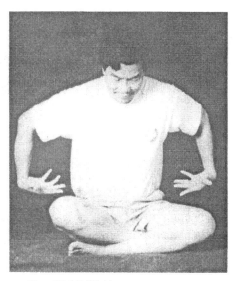

Рис. 10.1.3.10. Назад под мышками:
Перемещайте вывернутые кверху пальцы под мышками назад.

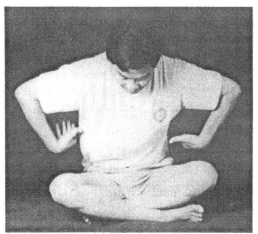

Рис. 10.1.3.11.
Закрутите пальцы на
180° наружу: *На этот раз не вытягивайте руки назад. Вместо этого закручивайте развернутые кверху пальцы наружу, продолжая держать руки под мышками.*

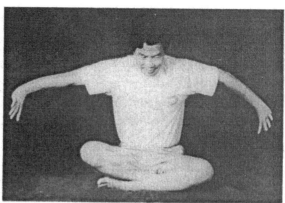

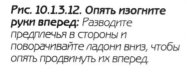

Рис. 10.1.3.12. Опять изогните руки вперед: *Разводите предплечья в стороны и поворачивайте ладони вниз, чтобы опять продвинуть их вперед.*

Наконец, вытяните руки прямо (в пределах кривой), ладонями вниз. Теперь растягивайте, держа руки и пальцы вытянутыми, закручивайте кисти, перемещая мизинцы вверх, а большие пальцы вниз.

2. **Измените направление на противоположное.** Вытянув руки вперед и держа кисти тыльной стороной друг к другу, переводите ладони в стороны наружу и «устанавливайте кривую», как описано в предыдущем разделе (Основное упражнение) — за исключением того, что руки не следует вытягивать назад. Изогните запястья и кисти рук под мышками внутрь и закончите упражнение движением вперед, как и Основное упражнение.

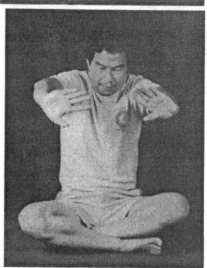

Рис. 10.1.3.13. *Ладони полностью закруглены вперед, запястья скручены вниз, большие пальцы вперед.*

Часть II: Руки в стороны и вниз. Как и в случае исходного положения «руки вперед», руки движутся по спирали, но из другого положения. Держите руки в стороны, кисти вблизи коврика, ладони обращены вперед, большие пальцы указывают вверх.

1. **Начинайте закручивать пальцы под мышками вверх,** потом вытяните вниз, к полу, поворачивая большие пальцы таким образом, чтобы они указывали за туловище. Почувствуйте напряжение в больших пальцах и выше, на внутренней стороне рук. Повторите движение 3, 6 или 9 раз.

2. **Изменив направление на противоположное,** начинайте с положения, когда тыльные стороны кистей рук обращены друг к другу, а большие пальцы указывают вниз. Закручивайте пальцы под мышками, потом вытяните руки вниз — так, чтобы ладони были обращены вперед.

3. **Заканчивая растягивание вниз, скрутите запястья и отогните пальцы назад.** При этом окончательном вытягивании вниз, скручивании и изгибании кисти почувствуйте, как растягивается ладонь от проксимальной части до кончиков пальцев. Ладони обращены вниз и пальцы указывают назад. Почувствуйте напряжение в мизинцах, которое распространяется вверх, по наружной стороне руки. Повторите 3, 6 или 9 раз.

Замечание. При выполнении этого упражнения на самом деле невозможно полностью выпрямить руки. Если руки и запястья будут прямыми, вы не сможете надлежащим образом вращать сухожилия. Если упражнение делать правильно, возникают растяжения в плече, локте и запястье. Вы должны уметь чувствовать растяжение сухожилий на всем протяжении от нижней части спины до кончиков пальцев. Эти упражнения великолепны для оживления сухожилий.

10.2. Дракон вытягивает хвост, когти в сторону

Этот дракон — гордое создание, отдыхающее на горном склоне и восторгающееся своими когтями. Движения его плавные и неторопливые. Закручивая когти, дракон наслаждается как формой и изяществом своих движений, так и ощущением растяжения, вызванного закручиванием. Весь его позвоночник дрожит в экстазе — от кончиков когтей и до хвоста. Будьте улыбающимся драконом, празднующим свою дикую красоту и неукротимую силу.

Это главное в серии упражнений «Дракон вытягивает хвост». Каждое из них отличается особой ориентацией «когтей». Эти различные положения обеспечивают растяжение различных групп сухожилий. Как и при выполнении серии «Фазан», координируйте движения с дыханием: вдыхайте, «устанавливая кривую», и выдыхайте, «находя прямизну».

АКТИВИЗИРУЕМЫЕ МЕРИДИАНЫ: ЯН: МЕРИДИАНЫ РУК — ЛЕГКИЕ, ПЕРИКАРД, СЕРДЦЕ

1. **Сядьте скрестив ноги. Согните локти и поднимите руки перед грудью ладонями к себе.** Опустите глаза, чтобы видеть руки. Начинайте, представив себя драконом, любующимся своими удивительными, похожими на льви-

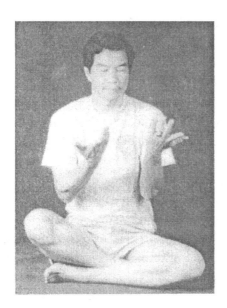

Рис. 10.2.1. Дракон созерцает свои когти.

Рис. 10.2.2. Руки перемещаются влево, глаза вначале следуют за кистями рук.

ные когтями. Быстро направьте свою мирную энергию, которая хлынет к самым кончикам когтей, когда вы их все вытянете влево. Мысленно представьте противодействующие силы, которые вы создаете в запястьях, локтях и плечах. Визуализируйте связь между крыльями у вас за спиной и противоположной поверхностью туловища — связь, которая возникает, когда вы вытягиваете шею, — и найдите «прямизну в кривой». Будьте готовы к заключительному крещендо, той гармонии, которую вы почувствуете в своем растяжении, когда соедините его от самых кончиков когтей, че-

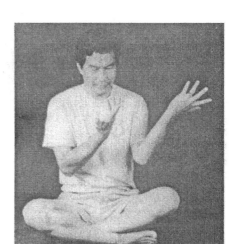

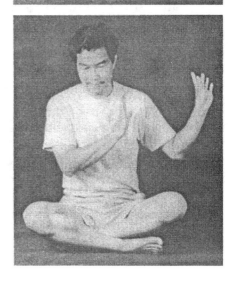

Рис. 10.2.3. Перемещайте руки и поворачивайте пальцы наружу влево, голову вправо.

рез «прямизну», с самым кончиком извивающегося хвоста.

2. **Начинайте медленно перемещать предплечья к левой стороне туловища.** Держите руки поднятыми, не меняя высоты. Глазами некоторое время следуйте за кистями рук, не совершая движений головой.

3. **Когда руки перемещаются к левой стороне туловища, поверните обе ладони влево, наружу от туловища.** Продолжая перемещать руки влево, начинайте поворачивать голову в противоположную сторону, вправо.

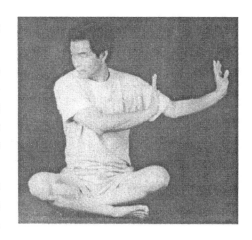

Рис. 10.2.4. Руки влево, голова вправо: найдите «прямизну в кривой».

4. **Поворачивайте голову вправо** таким образом, чтобы завершить скручивание вправо в тот момент, когда руки и кисти, разворачиваясь влево, дойдут до конца дуги. Совершая плавное, непрерывное движение, выдыхайте воздух и одновременно устанавливайте «прямизну в кривой»:

1. Слегка подберите подбородок, опустите грудную клетку и округлите лопатки.

2. Качните таз вперед (наклоните крестец) и выгните поясничные позвонки наружу, чтобы растянуть нижнюю часть спины.

3. Подтяните локти друг к другу, держа правый локоть близко к корпусу. Подайте ладони влево и изогните пальцы назад, к себе. Скручивайте кисти в запястьях — так, чтобы они поворачивались внутрь по направлению друг к другу (т. е. правая рука по часовой стрелке, левая — против). Скрутив кисти, создайте противодействующие силы в запястьях, локтях и плечах, чтобы помешать локтям ходить вверх-вниз. Почувствуйте, как растягиваются сухожилия от

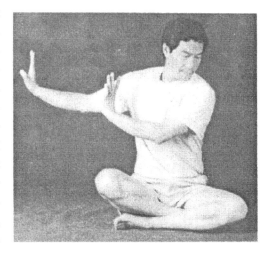

Рис. 10.2.5. Повторите всю последовательность в правую сторону.

кончиков пальцев до нижней части спины.

5. **Выходя из этого положения, сделайте вдох и вернитесь в центральное положение.** Верните руки и голову в начальное положение. Немного отдохните.

6. **Повторите те же движения в правую сторону.** Изменив направление, вытягивайте руки вправо, поворачивая голову влево. Как и в предыдущем случае, поворачивая голову, скрутите руки и подтолкните ладони наружу, одновременно подтягивая пальцы к себе; скручивайте правую руку по часовой стрелке, левую — против. Не забывайте сдерживать локти и перемещать поясничную область вместе с тазом. Вытянув руки, выдохните и «найдите прямизну»; вдохните и вернитесь в исходное положение. Повторите 3, 6, или 9 раз.

10.3. Дракон вытягивает хвост, когти кверху

АКТИВИЗИРУЕМЫЕ МЕРИДИАНЫ:
ИНЬ: МЕРИДИАН СЕРДЦА, СЕРДЕЧНЫЙ КОНСТРИКТОР*

Используйте ту же схему движений, что и в упражнении «Когти в стороны» — за исключением того, что руки поднимаются над головой.

1. **Начинайте из того же исходного положения**, глядя на руки (рис. 10.2.1). Поднимите руки над головой и разверните ладони вверх; пальцы указывают друг на друга. Согните локти над плечами в стороны, так чтобы тыльные поверхности кистей рук находились на высоте около 15 см над головой и расстояние между пальцами составляло те же 15 см.

2. Когда руки достигнут верхнего положения, найдите прямизну в кривой:

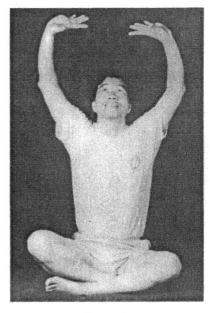

Рис. 10.3.1. Поднимите руки над головой, ладонями кверху.

---

*   Констриктор — мышца, сжимающая или окружающая орган. — *Прим. ред.*

1. Опустите голову по центру и слегка подберите подбородок. Закатите глаза вверх — так, чтобы внутренний взгляд был направлен вверх через макушку.

2. Качните таз вперед (наклоните крестец) и выгните поясничные позвонки наружу, чтобы выровнять нижнюю часть спины.

3. Подтяните локти назад и начинайте скручивать большие пальцы вверх, а мизинцы вниз, чтобы создать напряжение, когда вы подталкиваете ладони вверх. Скручивая кисти рук, создавайте силы противодействия в запястьях, локтях и плечах. Почувствуйте, как растягиваются сухожилия, от кончиков пальцев до нижней части спины.

3. Когда вы скручиваете руки и давите ими вверх, вы растягиваете мышцы шеи, поясницы и груди, вызывая легкое покачивание от таза. Сухожилия взаимосвязаны таким образом, что, пока вы будете держать локти развернутыми назад, вы можете вытягивать свою спину, подталкивая ладони рук к потолку.

4. Повторите 3, 6 или 9 раз. Отдохните.

Замечание: Когда вы пытаетесь выпрямить руки, но держите запястья скрученными и локти оттянутыми назад, это не позволяет рукам выпрямиться. Растяжение сухожилий должно распространиться вниз, в руки, в плечи и дальше вниз по спине. Выдыхайте, когда вы тянете руки вверх, и вдыхайте, когда их сгибаете и освобождаетесь от растяжения. При растягивании ладони всегда должны быть обращены к потолку, мизинцы указывать друг на друга, а запястья — изогнуты.

10.4. Дракон вытягивает хвост, когти в обе стороны

АКТИВИЗИРУЕМЫЕ МЕРИДИАНЫ:
ИНЬ: МЕРИДИАНЫ РУК — ЛЕГКИЕ, ПЕРИКАРД, СЕРДЦЕ

1. Примите то же исходное положение, смотрите на руки (рис.10.2.1). Разведите руки в стороны подобно крыльям, ладони кверху, локти слегка согнуты. Слегка оттяните руки назад, чтобы открылась грудная клетка.

2. Установите «кривую», скручивая большие пальцы вверх и от туловища; остальные пальцы и ладони следуют за ними — так, чтобы вытянутые ладони были обращены в стороны и располагались вертикально, а пальцы указывали вверх. Почувствуйте скручивание от кистей рук до запястий, локтей и плеч.

3. Найдите прямизну:

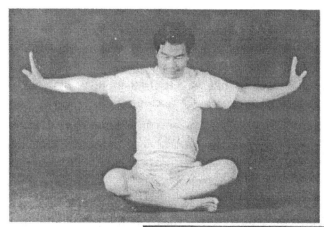

*Рис. 10.4.1. Установите
кривую: поворачивайте
ладони наружу и вверх.*

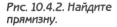

*Рис. 10.4.2. Найдите
прямизну.*

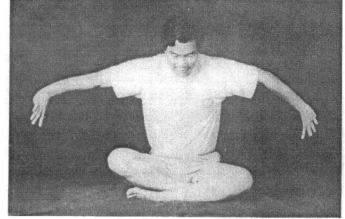

1. Слегка подберите подбородок.

2. Качните таз вперед (наклоните крестец) и выгните поясничные позвонки наружу, чтобы растянуть нижнюю часть спины.

3. Слегка растяните руки в стороны от туловища: проксимальная часть ладони ведущая, пальцы отогнуты назад. Расталкивая руки, делайте выдох и продолжайте поворачивать ладони; скручивайте большие пальцы вниз и назад — так, чтобы мизинцы в конце концов указывали вниз (правая рука по часовой стрелке, левая — против). Почувствуйте, как растягивается и сильнее открывается грудная клетка. Поддерживайте силы противодействия в суставах, чтобы они оставались открытыми. Почувствуйте, как растягиваются сухожилия от кончиков пальцев до нижней части спины.

4. Освободитесь от всех напряжений и, вернувшись в исходное положение с ладонями вверх, вдыхайте в суставы, сухожилия и мышцы Золотой Свет, несущий энергию. Сделайте паузу и расслабьтесь. Повторите 3, 6 или 9 раз.

10.5. Дракон вытягивает хвост, когти вперед

АКТИВИЗИРУЕМЫЕ МЕРИДИАНЫ:
ИНЬ: МЕРИДИАНЫ РУК — ЛЕГКИЕ, ПЕРИКАРД, СЕРДЦЕ

1. Приняв исходное положение для упражнения «Дракон вытягивает хвост» (рис.10.2.1), переведите руки вперед на уровень плеч, как будто вы держите большой надувной пляжный мяч. Локти должны быть согнуты, чтобы руки закруглялись, но мяч слишком большой, чтобы пальцы могли соприкоснуться — между ними остается расстояние около 15 см. Ладони почти обращены к груди, чуть-чуть наружу. Кончики пальцев указывают друг на друга.

2. Установите кривизну сухожилий, скручивая большие пальцы внутрь вниз, пока ладони не будут направлены вперед.

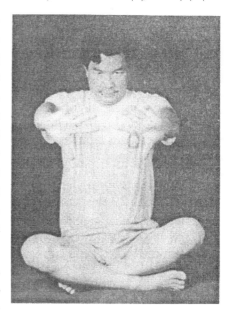

Рис. 10.5.1. Округлив руки перед собой, поворачивайте ладони наружу, продвигая дальше вперед, чтобы «найти прямизну».

3. Найдите прямизну в кривой, применив уже знакомые движения:

    1. Слегка подберите подбородок, чтобы закрепить заднюю часть шеи, опустите грудную клетку и округлите лопатки.

    2. Качните таз вперед (наклоните крестец) и выгните поясничные позвонки назад, чтобы выпрямить нижнюю часть спины.

    3. Выдыхая, вытяните руки дальше вперед. Мягко продвиньте ладони вперед, растягивая пальцы. Одновременно скручивайте большие пальцы вниз, а мизинцы вверх, создавая противодействующие силы в запястьях и локтях. Все время отталкивайтесь от лопаток. В то же время большие пальцы подталкивайте вперед немного сильнее. Скручивая руки, создавайте силы противодействия в запястьях, локтях и плечах. Почувствуйте, как растягиваются сухожилия от кончиков пальцев до нижней части спины.

4. Вдохните, расслабьтесь, поверните ладони назад к себе, голову слегка отведите назад и вернитесь в положение «удерживания мяча». Повторите упражнение 3, 6 или 9 раз.

5. Отдохните, наблюдая за ощущениями своего тела.

Примечание: Это легкое, искусно выстроенное движение, которое вы можете выполнять каждый день, поможет вам растянуть и увеличить сухожилия. Просто на выдохе подавайте руки вперед, на вдохе расслабляйте и отводите слегка назад, как бы совершая легкие покачивания.

10.6. Натяжение лука и испускание стрелы

Описание. Выполняйте упражнение «Натяжение лука и испускание стрелы» так, как будто вы затаившийся охотник — с максимальным осознанием всех ощущений. Тщательное выполнение всех движений приблизит успех. У вас в руках лук и стрела, вы в состоянии полной готовности. Уголками глаз вы следите за едва заметным движением; слышите взмахи крыльев. Если вы вначале повернете голову, вы упустите возможность выпустить стрелу. Сдержав себя, вы начинаете медленное, осторожное, плавное, хорошо отрепетированное движение. Ваше врожденное чутье стрелка приковало вас к цели. Сейчас у вас напряжено каждое сухожилие. Именно в нужный момент вы позволяете стреле вылететь из лука. Ваше тело и дыхание освобождаются от напряжения. Охота завершена.

Это упражнение поможет открыть грудную клетку, плечи и лопатки и развить их сухожилия.

1. **Сначала выполните упражнение «Дракон вытягивает хвост, когти вверх» и почувствуйте растяжение. Продолжая сохранять растяжение и противодействующие силы, переведите руки вниз.** Почувствуйте связь на всем протяжении от пальцев до лопаток и медленно разверните ладони внутрь, одновременно опуская руки. Верните руки и ладони в исходное положение для «Дракона» (хотя и в растянутом состоянии) и сохраняйте кривизну сухожилий, поддерживая силы противодействия.

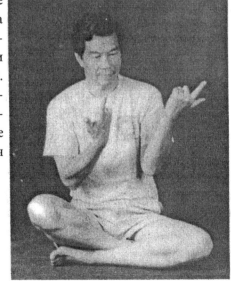

Рис. 10.6.1. Приготовьтесь держать лук для выстрела влево: Согните мизинец, указательный и средний пальцы. Поверните правую руку перед грудиной: большой палец поворачивается наружу, указательный указывает влево.

2. **Когда руки вернутся в исходное положение для «Дракона», согните мизинцы, безымянный и средний пальцы обеих рук.** Поместите правую руку на расстоянии нескольких дюймов от грудной клетки, перед грудиной. Слегка округлите плечи и поверните правую руку таким образом, чтобы большой палец был снаружи, а указательный указывал влево.

3. *Держите левую руку слева, локоть согнут и повернут наружу.* Держа указательный палец вертикально вверх, вытяните большой палец назад — так, чтобы ладонь была обращена наружу влево.

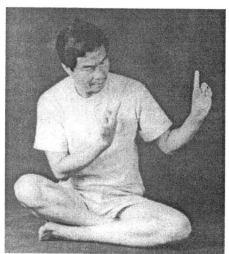

Рис. 10.6.2. Отводите левую руку влево. Поворачивайте ладонь влево.

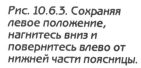

Рис. 10.6.3. Сохраняя левое положение, нагнитесь вниз и повернитесь влево от нижней части поясницы.

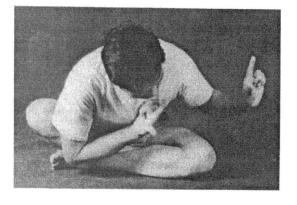

4. **Удерживая это положение, чтобы сохранить растяжение, смотрите вперед и нагибайтесь вперед, начиная от нижних поясничных позвонков.** Начинайте слегка поворачиваться влево от нижней части поясницы, позвонок за позвонком.

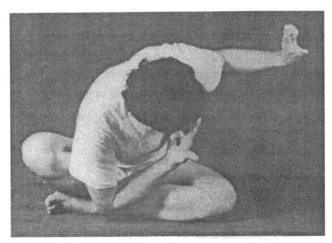

Рис. 10.6.4. Продолжайте скручиваться вверх.

5. Продолжайте скручивать один за другим верхние грудные позвонки.

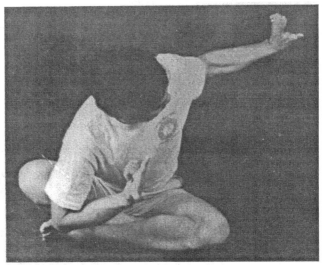

Рис. 10.6.5. Последними поверните шею и голову. Начинайте натягивать лук.

6. Наконец поверните шею и голову, чтобы вы могли смотреть вверх и видеть уголком глаза то, что у вас за спиной. Подайте правое плечо слегка вперед, а левое слегка оттяните назад. Делая вдох, тяните левую руку назад, слегка подавая ладонь наружу, чтобы чувствовать, что ваша рука скручивается. Одновременно правую руку тяните назад, как будто вы натягиваете тетиву лука.

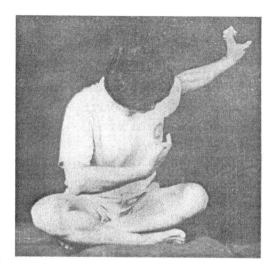

Рис. 10.6.6. Конечное положение со скрученным вверх позвоночником: Последнее натягивающее усилие посылается от лопаток.

7. **Генерируйте силу, открывая грудную клетку. Вслед за этим растяжение открывает плечи, чтобы сильнее натягивать лук. Окончательное натягивающее усилие приходит от лопаток; откройте лопатки, оттянув их назад и сведя вместе** и продолжая держать руки неподвижными и напряженными. Движутся в первую очередь ваша грудная клетка, плечи и лопатки; движения рук незначительные. Однако в конечном положении вслед за подмышками назад должны оттягиваться локти.

8. **Выпустите стрелу и сделайте выдох.** Освободитесь от натяжения в лопатках и от всех напряжений. Расслабьтесь и вернитесь в центральное положение. Отдохните.

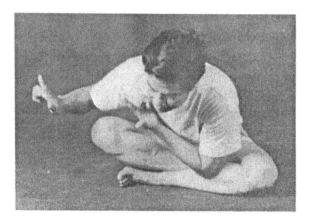

Рис. 10.6.7. В правую сторону.

9. **Повторите упражнение в правую сторону.** Выполните весь цикл 3, 6 или 9 раз.

10. **Отдыхая, наблюдайте за течением *Ци* к сухожилиям.**

10.7. Бамбук, раскачивающийся на ветру

Описание. «Бамбук, раскачивающийся на ветру» — еще один хороший пример того, как внимательное наблюдение за природой может помочь человеку улучшить свое здоровье. В этом упражнении верхняя часть вашего тела превращается в стебель бамбука, а дыхание становится ветром. Верхняя часть тела, как один прямой ствол, вместе с выдыхаемым вами ветром опускается в сторону и устремляется в противоположную, подгоняемая ветром, который дует почти в горизонтальной плоскости. Затем, подобно восходящему потоку воздуха, выдыхаемый ветер поднимает — хотя и скручивая — сильный, гибкий бамбук вверх. Короткая задержка в вертикальном положении, недолгая пауза — и бамбук с ветром продолжают свой танец. Откройте для себя изящество движений дерева и ветра — движений тела, объединенных с дыханием.

АКТИВИЗИРУЕМЫЙ МЕРИДИАН: ЯН: МЕРИДИАН МОЧЕВОГО ПУЗЫРЯ

1. **Согните левую ногу перед собой,** так, чтобы ее подошва упиралась в правое бедро, согнутую правую ногу отведите в сторону назад, чтобы пятка находилась рядом с ягодицами. Возьмитесь правой рукой за правую лодыжку, левой — за левую. Скрутите поясничные позвонки таким образом, чтобы вся верхняя часть тела была обращена к левой ноге. Верхнюю часть туловища вообще скручивать не нужно, просто поворачивайтесь в поясничной области. Слегка подберите подбородок, чтобы при этом движении голова не могла быть ведущей.

   Примечание. На рисунках 10.7.2 и 10.7.3 показано движение от правой ноги вперед. При выдвинутой вперед левой ноге относительное положение тела то же.

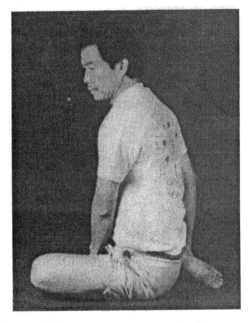

Рис. 10.7.1. Исходное положение: Согните ноги в коленях, левое направлено вперед, правое отведите вправо, чтобы лодыжка находилась рядом с ягодицей. Возьмитесь руками за лодыжки, подберите подбородок и скручивайте нижнюю часть поясницы — так, чтобы верхняя часть туловища была обращена к левому бедру.

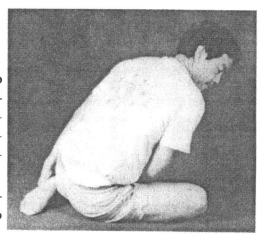

Рис. 10.7.2. Наклоняйтесь над выдвинутой вперед ногой, сохраняя позвоночник почти прямым.

2. **На выдохе опускайте верхнюю часть туловища над выдвинутой вперед ногой,** сохраняя позвоночник прямым, пока желудок не будет почти касаться бедра.

3. **Продолжая выдох, медленно перемещайте прямую верхнюю часть туловища в области поясницы по направлению к развернутой наружу ноге** как можно дальше. Обе руки на лодыжках помогают движению, координируя натяжение и толкание.

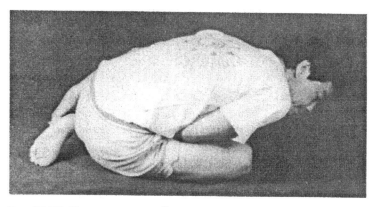

Рис. 10.7.3. Наклоните прямой позвоночник над выдвинутым вперед коленом, потом двигайтесь горизонтально по направлению к другой ноге.

4. **Дышите нормально. Начинайте поворачивать туловище вправо и вверх, сначала поясничные позвонки,** затем грудные и шейные, так, чтобы голова пришла в движение последней. Опять используйте руки, чтобы помочь движению. Достигнув максимального скручивания, на мгновение задержитесь в этом положении и понаблюдайте за скручиванием позвоночника со стороны.

5. **Вернитесь в центральное положение, двигаясь от *Даньтяня*** (поясничная область), как в упражнении «Павлин». Повторите и отдохните. Улыбайтесь своей пояснице.

Рис. 10.7.4. Поднимайтесь вверх и скручивайтесь: *После движения по горизонтали в правую сторону поворачивайтесь от поясницы вверх вправо.*

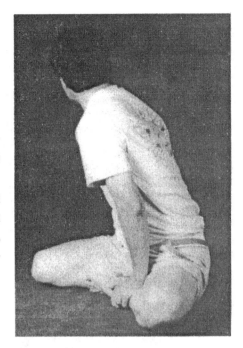

6. **Поменяйте ноги местами** и повторите упражнение в противоположную сторону.

7. **Немного встряхните спину,** обращая внимание на то, как чувствует себя ваше тело. Постарайтесь проследить, как это движение создает открытость в позвоночнике.

10.8. Повернитесь и откройте Врата Жизни

Описание. Упражнение «Повернитесь и откройте *Врата Жизни*» может дать вам точное представление о гибкости и силе нижней части вашей спины — поясничной области. Нагибаясь и поворачиваясь и одновременно помещая

кончики пальцев отведенной назад руки на промежутки между позвонками 1 и 2, 2 и 3, 3 и 4 и 4 и 5, вы почувствуете, как эти промежутки открываются и позвонки вращаются. Открывайте *Врата Жизни* медленно, настойчиво, с улыбающимся осознанием. Это упражнение активизирует энергию почек.

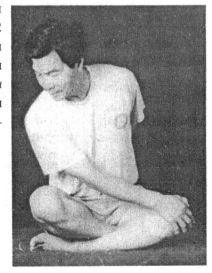

Рис. 10.8.1. Сначала повернитесь вправо и наклонитесь вперед: *Положив правую руку на левое колено, а тыльную поверхность левой кисти на Врата жизни, поворачивайтесь вправо, начиная с поясницы и слегка нагнувшись вперед.*

1. **Сядьте скрестив ноги и положите правую руку на левое колено.** Левой рукой обхватите спину — так, чтобы тыльная сторона кисти находилась на нижней части спины, между позвонками 2 и 3 (*Врата Жизни*).

2. **Сначала поверните верхнюю часть туловища вправо,** разворачивая область поясницы, затем слегка нагнитесь вперед.

3. **После этого поворачивайтесь влево,** начиная от поясницы и упираясь правой рукой, чтобы помочь скручиванию нижней части позвоночника. Продолжайте скручиваться влево, включая весь позвоночник до плеч. Постепенно поднимите туловище до вертикального положения. Последней включается в движение голо-

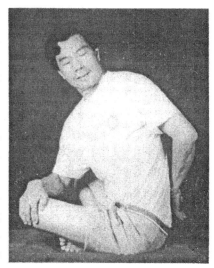

Рис. 10.8.2. Открытие Врат, вращение влево: Разворачивайте позвоночник влево, начиная от поясницы и дальше вверх.

ва. Когда вы полностью скрутите позвоночник влево и достигнете вертикального положения, расслабьтесь и вернитесь в центральное положение.

4. **Совершая это движение, вы должны описывать плавные дуги.** Сначала вправо, нагибаясь вниз, и скручивайтесь влево, поднимайтесь вверх, потом расслабляйтесь и возвращайтесь в центральное положение.

5. **Измените направление.** Положите левую руку на правое колено, а правую руку на поясницу и повторите движение в противоположном направлении, начиная с поворота влево и потом разворачивая туловище по дуге вправо.

10.9. Колибри

Описание. Как быстро колибри, такая крошечная и легкая, машет своими крылышками! Найдите легкость в своих движениях. Это простое движение поможет вам избавиться от напряженности в плечах.

АКТИВИЗИРУЕМЫЕ МЕРИДИАНЫ:
ИНЬ: МЕРИДИАНЫ В ОБЛАСТИ ГРУДНОЙ КЛЕТКИ, МЕРИДИАН ЛЕГКИХ;
ЯН: МЕРИДИАН ТОЛСТОГО КИШЕЧНИКА

1. **Вращение каждым плечом отдельно.** Расслабьте плечи и руки, пусть руки удобно лежат на коленях. Начинайте перемещать правое плечо вперед, потом вверх, назад, вниз, описывая плавные круги. Сделайте несколько вращений, концентрируясь на том, чтобы двигалось только одно плечо — не спина, не голова и не другое плечо. Измените направление вращения и тоже сделайте несколько оборотов, а потом переходите к другому плечу.

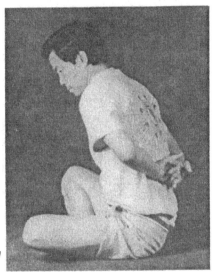

Рис. 10.9.1. Исходное положение для колыхания плеч: Закончив вращать плечами, переведите руки за спину и обхватите одну другой.

2. **Вращение двумя плечами одновременно.** Закончив вращение двумя плечами по очереди в обоих направлениях, расслабьтесь и начинайте вращать обоими плечами одновременно. Совершая плавные круговые движения, перемещайте плечи вперед, потом вверх, назад и вниз до положения, когда они расслаблены. Сделайте несколько оборотов, после этого измените направление вращения. Помните, что сейчас у вас двигаются только плечи. Остальное тело не должно быть застывшим, оно должно быть расслабленным и помогать движению.

3. **Руки за спиной, плечи колышутся взад-вперед.** Переведите руки за спину, расслабьте, поверните ладонями наружу, одна рука слегка поддерживает тыльную

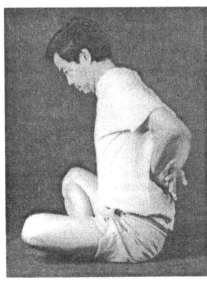

Рис. 10.9.2. Плечи ритмично колышутся взад-вперед, потом начинают вращаться: Добейтесь удобного ритмичного движения плеч взад-вперед, потом добавьте вращательные движения.

сторону другой. Это движение напоминает трепетание крыльев колибри, поэтому, двигая ритмически и свободно плечами вперед и назад, мысленно представляйте этот образ. Позвоночник держите прямо, руки расслабьте, не мешайте грудной клетке свободно расширяться и сжиматься.

4. **Колыхание с вращением.** Когда колыхание станет плавным и удобным, начинайте описывать обоими плечами круги, как вы делали до этого. Перемещайте плечи вперед, вверх, назад, вниз, поддерживая одной рукой кисть другой и расслабив руки. Сделав несколько оборотов, измените направление на противоположное. Движение должно быть свободным, помните, что движение исходит от плеч, а грудная клетка пусть реагирует естественным образом. При этом не мешайте тазу слегка покачиваться вперед-назад, оставаясь свободным и гибким.

10.10. Медведь растягивает спину

Описание. Какой медведь большой! У него мощное дыхание и такая огромная сила! Сделайте медленный и сильный выдох, как медведь. Медленно, но с силой оттягивайте плечо медведя назад и одновременно тянитесь в противоположном направлении сильной, мускулистой медвежьей лапой. Вдыхая, освободитесь от противодействующих сил натяжения. Почувствуйте, как *Ци*

большого медведя приятно разливается по всему плечу и наполняет макушку чудесным, умиротворяющим спокойствием.

1. **Сядьте, скрестив ноги. Положите правую ладонь на коврик рядом с бедром, зажмите локоть и наклоняйтесь от бедер, чтобы перенести вес на руку.**

2. **Протяните левую руку перед грудью** и захватите локоть правой руки.

3. **Выдыхая, тяните поперек туловища** левую руку и левое плечо, правое плечо тяните в противоположном направлении. Две противоположно направленные силы растягивают и укрепляют ваше плечо. Когда вы оттягиваете правое пле-

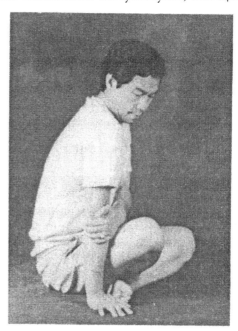

Рис. 10.10.1. Исходное положение: *Поместив правую ладонь на пол рядом с правым бедром, сожмите локоть, захватив его левой рукой.*

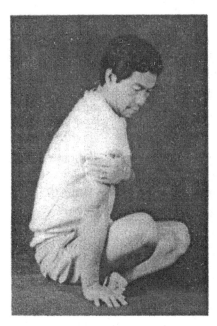

Рис. 10.10.2. Переведя левую руку выше, *повторите растягивание: опять тяните поперек туловища левую руку и плечо, правое плечо оттягивайте назад, развивая противодействующую силу.*

чо, не мешайте туловищу поворачиваться, и голова будет естественным образом следовать за туловищем. Освободитесь от растяжения и повторите несколько раз.

4. **Переведите левую руку немного выше** и держите ею правую как раз под плечевым суставом. Продолжайте упражнение, одновременно оттягивая левую руку и плечо и развивая в несколько раз большее противодействие правым плечом.

5. **Передвиньте левую руку еще выше, положив ее на правое плечо,** и продолжайте упражнение. Не забывайте делать выдох, когда вы оттягиваете плечо назад, и пусть вся верхняя часть туловища подчиняется силе вашего плеча.

6. **Поменяйте руки местами** и несколько раз выполните растягивание в каждом из трех положений.

7. **Отдохните и расслабьтесь.** Направляйте дыхание в плечи и наблюдайте за возникающими в них ощущениями.

10.11. Змея обвивается вокруг дерева

Описание. Наблюдая, как змея обвивается вокруг дерева, легко заметить мышцы под ее кожей. Эти мышцы очень сильные, но их сила не вымученная. Выполняя это упражнение, ощутите, что ваш позвоночник подобен змее. Когда вы прилагаете усилие, чтобы вытянуть ногу и начать скручивание в нижней части спины, представляйте себе волнистые кольца змеи внутри своего позвоночника. Подобно змее, вы естественным образом «извиваетесь», не применяя излишних усилий. Двигаясь медленно, в своем позвоночном столбе найдите силу змеи.

АКТИВИЗИРУЕМЫЙ МЕРИДИАН: ЯН: МЕРИДИАН МОЧЕВОГО ПУЗЫРЯ

1. **Сядьте на пол, вытянув левую ногу перед собой.** Перекиньте через нее правую ногу — так, чтобы стопа стояла на полу как раз над левым коленом. Обвейте согнутое правое колено обеими руками, правая рука должна находиться выше левой. Левая рука держит ногу снаружи, правая изнутри.

Рис. 10.11.1. Скручивайтесь сначала влево, потом притяните колено к груди и полностью скрутитесь вправо.

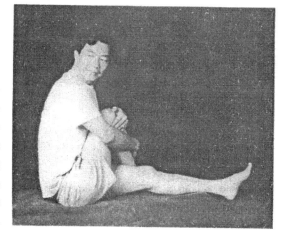

2. **Сначала сделайте вдох и повернитесь влево:** поворачивайте сначала нижние поясничные позвонки, постепенно скручивая позвоночник вплоть до грудных позвонков в области плеч, потом шейные позвонки и последней поверните голову.

3. **После первого вращения позвоночника влево поворачивайтесь вправо.** Притяните правое колено к груди и, выдыхая воздух, скручивайте туловище вправо. Опять начинайте с нижнего поясничного позвонка (L5) и постепенно

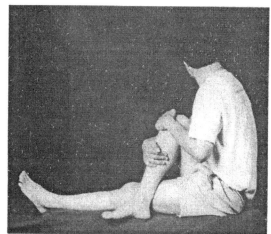

Рис. 10.11.2. Вид с противоположной стороны при полном скручивании вправо.

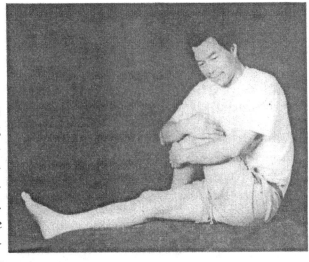

Рис. 10.11.3. Поменяйте ноги местами; скручивайтесь вправо, потом подтяните колено к груди и скручивайтесь влево.

поворачивайте грудную часть, плечи и наконец шею и голову. Не забывайте держать левую ногу расслабленной, пальцы направлены вверх. Расслабьтесь и на вдохе вернитесь в центральное положение, не дожидаясь, когда скрученная поза станет неудобной. Повторите несколько раз.

4. **Поменяйте стороны. Вытяните правую ногу** перед собой и перекиньте через нее левую. Держите левое колено руками, правая над левой. Поворачивайтесь, начиная с нижних поясничных позвонков вправо. На выдохе подтяните колено к груди и скручивайтесь влево —опять начиная с 5-го позвонка и дальше вверх. Последней совершает движение голова. Расслабьтесь и вернитесь в центральное положение. Повторите несколько раз.

10.12. Плывущий дракон

Описание. Не так часто приходится наблюдать плывущего дракона. И тем не менее легко себе представить этот мощный, гибкий, вздымающийся над водой хребет и хвост, без всяких усилий движущий это мифическое создание над водными глубинами. Стиснув ладони, освободите позвоночник и изгибайте все 24 элемента позвоночного столба, совершая волнообразные движения. Вы —улыбающийся плывущий дракон!

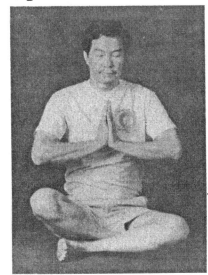

Рис. 10.12.1. Начинайте от сердечного центра. *Стисните ладони на уровне сердца. Покачивайте позвоночник из стороны в сторону.*

Инструкции

1. **Сядьте скрестив ноги и соедините ладони на уровне сердца, отведя локти в стороны**. Надавливайте ладонью на ладонь, почувствуйте давление в кистях, запястьях, руках, плечах, лопатках и во всем позвоночнике.

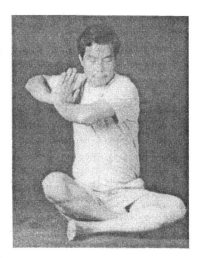

Рис. 10.12.2. Сначала совершайте движения позвоночником: Покачивайте позвоночник из стороны в сторону. Руки тоже движутся из стороны в сторону. Движение распространяется вверх, участок за участком.

2. **Мягко покачивайте позвоночник из стороны в сторону**, дав рукам двигаться вместе с ним. Усиливайте нажатие в направлении движения, оказывая другой рукой сопротивление. Нажимайте руками и перемещайте позвоночник — вместе с соответствующим участком позвоночника, инициирующим движение. Руки движутся созвучно, следуя в том же направлении. Перемещайте их вверх по позвоночнику, начиная от уровня сердца.

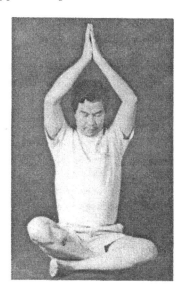

Рис. 10.12.3. Перемещайте руки от области сердца до положения над макушкой: В движения из стороны в сторону можно включить круговые движения по часовой стрелке.

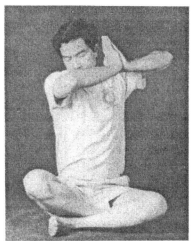

Рис. 10.12.4. Опустите руки на уровень лба: Совершайте круговые движения верхними шейными позвонками.

3. Перемещайте руки от области сердца вверх, совершая волнообразные движения назад — вперед — в стороны, пока они не окажутся над макушкой. Потом таким же образом перемещайте их вниз, до нижней части позвоночника. Завершите цикл перемещения рук и покачиваний позвоночника из стороны в сторону, вернувшись в исходное положение, с руками у сердечного центра.

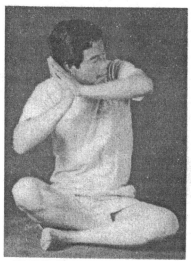

Рис. 10.12.5. Опустите руки на уровень носа: Переведите руки на уровень носа и выполняйте круговые движения следующей, нижней частью шейных позвонков.

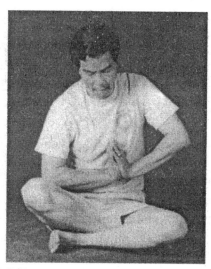

Рис. 10.12.6. Продолжайте покачивание из стороны в сторону и распространяйте круговые движения вниз по области грудной клетки: Перенесите стиснутые ладони на уровень нижней части грудной клетки и выполняйте круговые движения позвоночником.

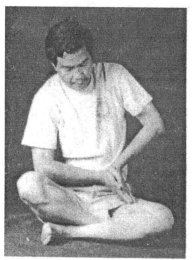

Рис. 10.12.7. Продолжайте распространять круговые движения позвоночника вниз на поясничную область: Переместите руки к пупку и повторите.

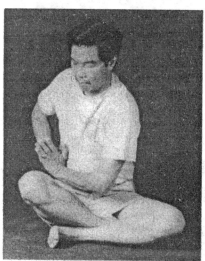

Рис. 10.12.8. Возвращайтесь вверх: После круговых движений нижней части поясницы возвращайтесь вверх, чтобы завершить цикл.

4. **Когда ваши стиснутые ладони достигнут высшей точки над макушкой, продолжайте держать локти разведенными в стороны.** К движениям из стороны в сторону вы можете добавить круговые движения. Перемещайте позвоночник по часовой стрелке, во время движения держа руки близко к туловищу.

5. **Опустите руки на уровень лба.** Сдавливая ладони, совершайте круговые движения позвоночником.

6. **Фактически, вы можете помещать руки, где вам нравится**, и совершать круговые движения позвоночником, пока движения исходят от позвоночника, а руки следуют этим движениям.

   Помните, что вращение инициирует позвоночник.

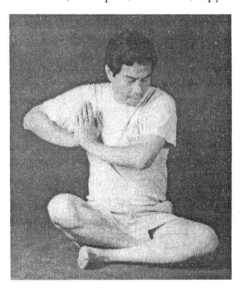 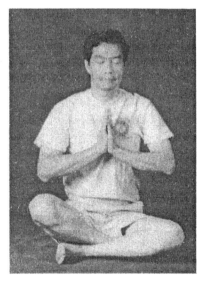

Рис. 10.12.9. При желании цикл повторите: Продолжайте, чтобы избавиться от напряжений и открыть течение Ци.

Рис. 10.12.10. Заканчивайте у сердечного центра: Отдохните. Почувствуйте свой освободившийся, открытый и расслабленный позвоночник.

7. **При желании можете повторить весь цикл,** чтобы почувствовать, как открывается и освобождается позвоночник. Заканчивайте упражнение с руками у сердечного центра. Почувствуйте свой освободившийся, открытый и расслабленный позвоночник. Насладитесь приятными ощущениями. Вдыхайте улыбающийся золотистый свет, направляя его по всему своему позвоночнику.

Глава 11

Заключительная Инь-медитация

11.1. Тело, исполненное энергии, чувствует себя фантастически

Относитесь к упражнениям До-Ин как к развлечению. Они должны обеспечивать хорошее самочувствие и создавать ощущение легкости в теле. Помните, что выполнять упражнения нужно с улыбкой и всегда поддерживать связь верхнего ума наблюдателя с осознающим умом *Второго мозга*, обитающего в *Даньтяне*. Чтобы направлять движение *Ци*, используйте свою *И*. Цель этих упражнений — освободиться от напряжения и стрессов и влить новую энергию, пополнив запасы энергии всего вашего существа. Тело, исполненное энергии, чувствует себя фантастически. Когда мы чувствуем себя хорошо изнутри, гораздо легче наслаждаться жизнью.

Создайте программу, которая будет работать на вас. Как во многих даосских практиках, здесь не существует правил, только общая линия. Используйте До-Ин для поддержания своего образа жизни. Используйте набор упражнений, чтобы развить большую силу, гибкость и энергию *Ци* в своем теле, ясность ума, равновесие эмоций и глубину духа.

Найдите время и место для работы над собой. Рекомендуется выполнять полную программу До-Ин, тратя на это от получаса до часа, но вы можете делать так, как вам это понравится, и то, что будет работать на вас. Если вы можете посвятить упражнениям пять-десять минут утром или перед сном, сделайте несколько простых дыхательных упражнений, это тоже принесет пользу. Когда вы находите время для себя, жизнь перестает быть борьбой. Она становится похожей на реку, текущую с гор, — не требующей усилий и вечно меняющейся.

Не забывайте, что До-Ин — замечательный способ подготовить тело к медитации, к практикам *Тайцзи*, Цигун или любой другой тренировке, которая доставляет вам удовольствие. Эти упражнения усиливают течение энергии и вливают жизнь в тело. Когда тело расслаблено и полно энергии, что бы вы ни делали после этого, оно принесет вам больше радости.

11.2. Объединенные усилия достигают кульминации в Инь-медитации

Фаза Инь. Когда бы вы ни делали упражнения До-Ин — выполняя перед ними другие практики или сопровождая их дополнительными практиками потом, — не забывайте заканчивать их фазой Инь-медитации. Этими другими практиками могут быть «Внутренняя улыбка», «Шесть исцеляющих звуков», «Исцеляющая любовь», *Ци Нейцзан*, медитации *Микрокосмической Орбиты* или *Слияния пяти стихий*, Цигун «Железная рубашка» или *Тайцзи*. Выделите себе немного времени и пространства, чтобы, объединив действие этих практик, достичь апогея, выйти за рамки пользы, которую может принести каждая из них в отдельности. Помните, цель Дао — слиться с совершенной гармонией всего, что нас окружает.

Именно *Инь-состояние* «не-делания» является тем состоянием, которое позволяет нам слиться с *У-ци*. Вы не можете это *сделать* или *заставить это произойти*. Это происходит само собой при соответствующих условиях. Вы должны сделать свою часть — подготовить путь, избавившись от блокировок меридианов и эмоций, накопив сильную *Ци* в *Даньтяне*, тщательно расслабившись и успокоив ум. Заканчивайте свой сеанс До-Ин (или сочетание практик) в самой эффективной позе для расслабления, например лежа на коврике или сидя в удобном устойчивом положении.

В процесс занятия До-Ин следует включать множество мини *Инь-периодов* отдыха между активными фазами *Ян*. Во время этих периодов вы расслабляетесь и направляете свою улыбку и Золотой, несущий энергию Свет в те области, где возникали напряжения во время выполнения каждого из упражнений. В результате поток *Ци* активизирует большинство меридианов во всем теле. После полного сеанса До-Ин (или сочетания практик) непременно проводите 5—15 или больше минут в состоянии полного расслабления.

После этого, просто расслабившись, направьте все свое внимание внутрь, пусть ум наблюдателя просто наблюдает (не реагирует и не вмешивается), и пусть *Ци* течет, как хочет. Начиная иньский медитативный сеанс, не стройте никаких ожиданий. Он может всякий раз проходить по-другому. Относитесь к нему как к приключению и смотрите, какие плоды приносит *Ци*.

Теплая улыбка. Устроившись надежно и удобно в расслабленной позе, призовите на помощь мягкую улыбку. Улыбайтесь всему своему телу: мозгу, железам внутренней секреции, внутренним органам, позвоночнику, костям и любой части тела, где вы ощущаете напряжение. Почувствуйте свежее, успокаивающее пощипывание — здоровые вибрации *Ци* в этих областях и по всему телу. Не пытайтесь ничего делать, чтобы это произошло: просто осознавайте и позвольте этому быть.

Море *Даньтянь*. Направьте внимание на *Даньтянь*. Эта область известна как «Море *Ци*» и является основным местом хранения *Ци* в теле. Пошлите улыбку *Даньтяню* и сделайте свой ум в нем *пустым*. Очень осторожно закройте нижние ворота и держите их закрытыми, сжимая круговые мышцы вокруг половых органов и ануса. Оставайтесь в состоянии расслабления и поддерживайте непрерывные дыхательные движения в мягком, медленном, равномерном ритме. Осознайте ритмичное расширение и сокращение нижней части брюшной полости.

Почувствуйте энергию *Ци*, возможно, в виде едва уловимых биоэлектромагнитных колебаний, создаваемых «генератором» в вашем *Даньтяне*. Почувствуйте нежное давление *Ци* и легкое покалывание в нижней части живота. Осторожно направьте внимание ума, глаз и всех остальных чувств в *Даньтянь* и держите их сфокусированными в этом месте. Почувствуйте ритмичные приливы и отливы едва уловимых волн приятной электрической *Ци* в *Море Ци*. Насладитесь ощущением глубокого внутреннего мира и покоя. Вот все, что вам нужно делать. Просто некоторое время сохраняйте алертность, поддерживайте осознание в нижнем *Даньтяне* и дышите в мягком, медленном, равномерном ритме.

Волны океана. Так как море является частью огромного океана, воды которого омывают весь земной шар, волны и течения *Моря Ци* распространяются на другие участки тела и за его пределы. Если вы ограничитесь небольшой продолжительностью медитации, вы ощутите, как приятная уравновешенная энергия проникает во все ваше тело. Вы почувствуете умиротворяющий покой. Если вы посвятите этому немного больше времени, эти ощущения станут более глубокими. Что касается энергии, то, если вы сохраняете тот же характер дыхания и расслабленный фокус в *Даньтяне*, интенсивность *Ци* может замечательным образом возрасти и она начнет расширяться.

Если вы решите прекратить в этот момент, вы сможете собрать энергию в области между лобковой костью и грудной клеткой. Слово «собрать» здесь применено в том смысле, что эта область заполнена беспорядочной энергией и этой энергии прежде всего следует придать ориентацию, которая позволит лучше ею управлять. Это можно сделать, направляя ее по спирали вокруг пупка, от малого круга к большему, 36 раз. Мужчины начинают вращать энергию по часовой стрелке, женщины — против.

Затем меняем направление вращения на противоположное и движемся от большого круга к меньшему, 24 раза, чтобы собрать *Ци* и накопить ее в центре тела за пупком. Вы можете направлять движение *Ци* по спирали с помощью ладоней и глаз или только с помощью глаз. Собранная таким путем энергия конденсируется и хранится в энергетическом центре тела за пупком, на расстоянии примерно двух третей расстояния до спины.

Янская Ци. Если вы будете продолжать находиться в этом иньском медитативном состоянии, вас ждут самые разнообразные интересные переживания. Электромагнитный генератор, находящийся в *Даньтяне*, может повысить качество *Ци*, и усиленное поле *Ци* распространится на область грудной клетки, до среднего *Даньтяня*. Далее, если вы будете продолжать этот процесс, эта мощная электромагнитная энергия заполнит весь верхний *Даньтянь*. Мозг и всю голову зальет это живое поле энергии. Конечности тоже могут заполниться этой мощной, плотной *Ци*. **Все тело будет насыщено этой нахлынувшей силой.** Это удивительное, мощное ощущение *Ци* будет массировать и снабжать энергией каждую клеточку тела.

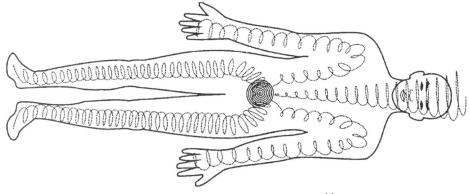

Рис. 11.1. Течение Ци от Даньтяня к конечностям.

Вслед за этим вы можете ощутить, как поток *Ци* выходит за пределы тела и входит обратно. Эта картина может напоминать «Картину течения *Ци*», которая была приведена в главе 1. Это мощное янское ощущение *Ци*, очень приятное и полезное.

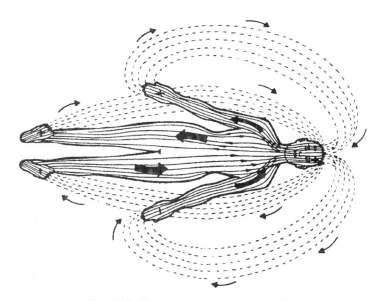

Рис. 11.2. Схема наружного течения Ци.

Внутреннее дыхание Ци. В какой-то момент вы можете ощутить совсем другое иньское качество *Ци*. Поддерживайте расслабленное, мягкое, равномерное дыхание в *Даньтяне* и выполняйте только роль наблюдателя. Если состояние подходящее и *Ци* готова, вы можете обнаружить, что физическое дыхание на короткое время приостановилось. Это очень спокойный, мягкий переход. Едва уловимое, очищенное дыхание *Ци* в *Даньтяне* соединяется непосредственно с окружающей Космической *Ци*. В энергетическом смысле *Даньтянь* функционирует как «Легкие *Ци*». Такое дыхание называется внутренним дыханием *Ци*, или эмбриональным дыханием, *Tai Hsi*.

Эмбриональное дыхание может возникнуть только в том случае, когда вас наполняет мир и спокойствие — и в то же время вы полны *Ци*. Это переживание даст вам отдаленное представление о процессе, который приводит к «слиянию с *У-ци*». Вы не можете это сделать или заставить это произойти. При соответствующих условиях это происходит само собой.

Эмоции. Эмоции — это тоже энергия. Некоторые из них могут храниться в подсознании или по каким-то неясным причинам блокироваться, а потом вдруг выходить наружу. Иногда человек начинает без всякой причины плакать или смеяться. Не реагируйте и попробуйте вникнуть в происходящее и понять. Если хотите, можете подумать об этом позже, например во время *Инь-меди-*

тации, просто сохраняя расслабленное состояние и мягкий, медленный, равномерный ритм дыхания.

Пусть поток энергии выходит без вашего вмешательства: расслабьтесь и будьте просто свидетелем. Что бы ни поднималось, просто дайте ему выйти. Когда напряжение и подсознательное беспокойство уйдут, вы почувствуете облегчение и прилив новых сил. Иногда может возникнуть что-то интересное и приятное. В этом случае тоже осознавайте, «пассивно наслаждайтесь», но не реагируйте. Просто наблюдайте.

Постиньский сеанс. Вслед за этим у вас может возникнуть какая-нибудь важная догадка или понимание. Иногда вы просто избавляетесь от незавершенных эмоций, которые не имеют никакого особого значения. Вы можете освободиться от застоявшейся *Ци*, которую просто нужно выбросить. Некоторые вещи обрабатываются в *У-ци*. После этого не обязательно понимать или интерпретировать все, что вы пережили.

Обычно лучше не обсуждать свои переживания с другими непосредственно после иньского сеанса. Для вас может быть лучше переварить свои переживания и какое-то время держать их при себе. Усвойте то, что вы получили, прежде чем позволить другим отвлекать вас своими реакциями.

11.3. Краткие инструкции по Инь-медитации после практики До-Ин

1. **Расслабьтесь, внимание внутрь, наблюдайте.** Вы внесли свою долю, выполнив упражнения. После этого просто расслабьтесь и направьте все свое внимание внутрь, пусть ум наблюдателя просто наблюдает (не реагирует и не вмешивается), и пусть *Ци* течет, как хочет. Начиная сеанс *Инь-медитации*, не стройте никаких ожиданий. Он может быть всякий раз другим. Относитесь к нему как к приключению и смотрите, какие плоды принесет ваша *Ци*

2. **Улыбайтесь всему своему телу.** Улыбайтесь всему своему телу: мозгу, железам внутренней секреции, внутренним органам, позвоночнику, костям и любой области, где вы ощущаете напряжение. Почувствуйте свежее, успокаивающее пощипывание — здоровые вибрации *Ци* по всему телу. Не пытайтесь ничего делать, добиваясь, чтобы это произошло: просто осознавайте и позвольте этому быть.

3. **Закройте Нижние ворота.** Очень осторожно закройте *Нижние ворота* и держите их закрытыми, слегка сжимая круговые мышцы вокруг половых

органов и ануса. Оставайтесь в состоянии расслабления и поддерживайте непрерывные дыхательные движения в мягком, медленном, равномерном ритме. Осознавайте ритмичное расширение и сокращение нижней части брюшной полости.

4. Почувствуйте силу Ци в Даньтяне. Представьте, что ваш *Даньтянь* — это генератор электромагнитных колебаний. Почувствуйте нежное давление *Ци* и легкое покалывание в нижней части живота. Осторожно направьте внимание ума, глаз и всех остальных чувств в *Даньтянь* и держите их сфокусированными в этом месте. Почувствуйте ритмичные приливы и отливы едва уловимых волн приятной электрической *Ци* в *Море Ци*. Насладитесь ощущением глубокого внутреннего мира и покоя. Вот все, что вам нужно делать. Просто некоторое время сохраняйте алертность, поддерживайте осознание в нижнем *Даньтяне* и дышите в мягком, медленном, равномерном ритме.

5. Соберите энергию. Завершите сеанс, собрав энергию в области между лобковой костью и грудной клеткой. Для этого направляйте ее по спирали вокруг пупка наружу, от малого круга к большему — всего 36 оборотов. Затем вращайте спираль в противоположном направлении, от большого круга к меньшему — всего 24 оборота.

Приятного путешествия! До-Ин можно использовать в качестве основы, чтобы войти в повседневную жизнь с мощной и спокойной силой. Но его можно использовать и для того, чтобы войти в *У-ци*. Ян нуждается в Инь, а Инь нуждается в Ян. Делайте это весело и с удовольствием.

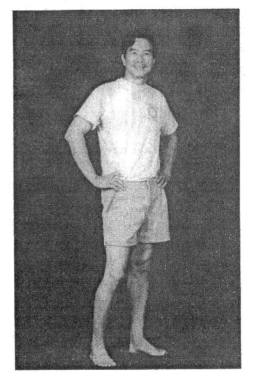

Рис. 11.3. Мастер Чиа: «Делайте это — и у вас получится!»

Литература

1. Watson, Burton. *The Complete Works of Chuang-tzu* (New York: Columbia University Press, 1968) page 167-168.

2. Huang, Jane in collaboration with Wurmbrand, Michael. THE PRIMORDIAL BREATH, Volume I, (Torrance, California: Original Books, Inc.,) page 10.

3. "Complex and Hidden Brain in the Gut Makes Stomachaches and Butterflies," The New York Times, section C1, Tuesday, January 23, 1996.

4. Gershon, Michael. *The Second Brain* (New York: HarperCollins Publishers Inc., 1998).

5. Pearsall, Paul, Ph.D. *The Heart's Code* (New York: Broadway Books, 1998).

6. Chia, Mantak and Maneewan. Awaken Healing Light of the Tao (Huntington, New York: Healing Tao Books, 1993) page 530.

7. Garbourg, Paula. *The Secret of the Ring Muscles* (Garden City park, New York, Avery Publishing Group, 1997) page 92.

8. Krishna, Gopi. *KUNDALINI: The Evolutionary Energy In Man* (Boston & London: SHAMBHALA Publications, Inc., Revised edition, 1971) page 14.

9. Lewis, Dennis. *The Tao of Natural Breathing* (San Francisco: Mountain Wind Publishing, 1997) page 40.

Приложение. Меридианы

Двенадцать каналов

Легкие

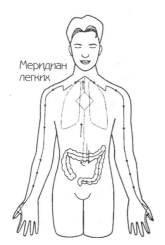

Меридиан легких

Канал легких начинается в средней части брюшной полости и, пройдя через руки, соединяется с *Каналом толстого кишечника*. Начиная примерно от *Котла*, он проходит вдоль ????, проходит через диафрагму и входит в легкие. В верхней части легких, рядом с горлом, он разделяется и опускается вниз вдоль внутренних поверхностей плеч, по предплечьям и заканчивается у концов внутренних поверхностей больших пальцев рук. Ответвления отходят внутрь кончиков указательных пальцев, где они соединяются с *Каналом толстого кишечника*.

Толстый кишечник

Канал толстого кишечника начинается внутри кончиков указательных пальцев и идет вверх, проходя между пястными костями каждой руки. Следуя по наружным поверхностям предплечий, он доходит до наружных частей локтей и поднимается до верхних точек плеч. Дальше он идет вдоль наружной границы акромиона* и вскоре, в точке C-7, достигает своей высшей точки. Отсюда он спускается по плечам и опять разделяется. Каждая ветвь делится на две: одна часть каждой ветви спускается, чтобы соединиться с легкими и диафрагмой; другая идет вверх через шею и щеку. Восходящие части проходят по бокам рта, частично соединяясь на верхней губе, потом они следуют по обеим сторонам носа дальше вверх, где *Канал толстого кишечника* соединяется с *Каналом желудка*.

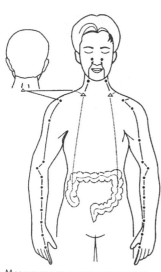

Меридиан толстого кишечника

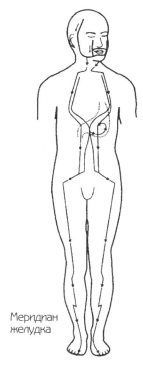

Меридиан
желудка

Желудок

Канал желудка начинается по обеим сторонам носа и поднимается почти до внутренних углов глаз. От носа он спускается ко рту, соединяясь на подбородке. Здесь он опять разделяется на две ветви и проходит по нижней поверхности челюсти, по обеим сторонам головы, потом, обходя уши спереди, поднимается вдоль линии волос ко лбу.

Ответвления этих ветвей спускаются по бокам горла и около ключиц опять разделяются. Две ветви на своем пути к паховой области проходят через диафрагму и желудок. (Ветвь, идущая слева, соединяется с селезенкой.) Другие две ветви идут вниз снаружи, проходя через соски и мимо пупка с внутренней стороны нижней части брюшной полости. Все четыре ветви соединяются посередине паховой области, а затем делятся на две и идут вниз спереди ног, к верхним поверхностям стоп. В каждой из стоп эти ветви опять разделяются. Одна часть направляется к наружной поверхности второго пальца, другая — к внутренней поверхности конца большого пальца, где она соединяется с *Каналом селезенки*.

Селезенка

Канал селезенки начинается от кончиков больших пальцев ног, проходит вдоль внутренних поверхностей стоп и поднимается вверх по внутренним поверхностям коленей и бедер. Две ветви канала проходят вокруг нижней части живота, соединяясь у пупка, где они потом разделяются на четыре. Одна ветвь соединяется с селезенкой, другая проходит через желудок и идет к сердцу, где соединяется с *Каналом сердца*. Остальные две ветви поднимаются вверх, проходя через диафрагму и по бокам пищевода, пока не достигнут корня языка, где они заканчиваются.

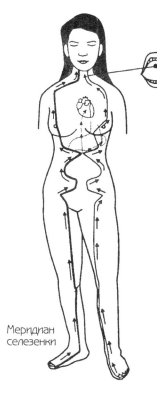

Меридиан
селезенки

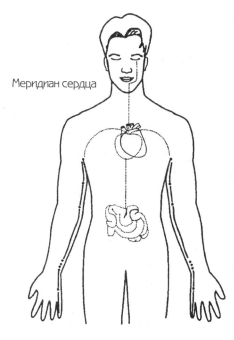

Меридиан сердца

Сердце

Сердечный канал начинается в сердце и проходит по окружающей области, потом спускается вниз и проходит через диафрагму до тонкого кишечника. Одна поднимающаяся ветвь канала проходит вдоль центральной линии пищевода, чтобы соединиться с системой глаз. Две другие ветви идут вверх к легким, загибаются к внутренним сторонам предплечий и дальше идут вниз по внутренним сторонам мизинцев. Здесь они соединяются с *Каналом тонкого кишечника*.

Тонкий кишечник

Канал тонкого кишечника начинается у внешних сторон кончиков мизинцев. Проходя по краям ладоней, ветви канала поднимаются по наружным сторонам рук к плечевым суставам. Там они огибают лопатки и, пересекая снизу по бокам шею, проходят к передней поверхности туловища, где каждая из них делится на две новые ветви. Их нижние ответвления соединяются в сердце и идут дальше вниз в виде одного канала, проходя через диафрагму, желудок и наконец достигая тонкого кишечника. Восходящие ветви идут вверх от ключиц по бокам шеи, к щекам, где они опять разделяются. Два новых ответвления заканчиваются по бокам носа, недалеко от внутренних уголков глаз, где они соединяются с ветвями *Канала мочевого пузыря*. Два других ответвления, пересекая щеки, еще раз разворачиваются у внешних уголков глаз и заканчиваются у ушей.

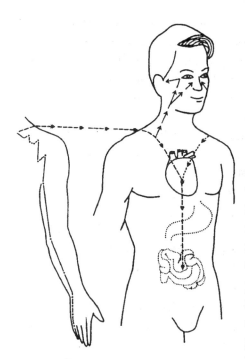

Меридиан тонкого кишечника

Мочевой пузырь

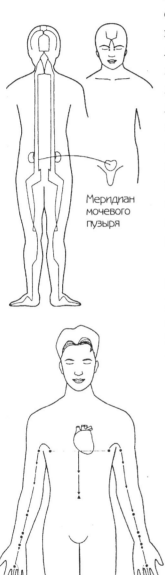

Канал мочевого пузыря начинается у носа, вблизи внутренних уголков глаз. Две ветви канала поднимаются ко лбу, соединяются в верхней его точке, потом опять разделяются и проходят по верхней части черепа. На задней поверхности головы ветви опять разделяются: две из них спускаются вниз, проходя за ушами, и, сойдясь сзади черепа, входят в мозг, опять появляются на поверхности, и опять каждая из них делится на две. У основания черепа каналы появляются в виде четырех отдельных линий. Две из них идут вертикально вниз внутри лопаток, опускаясь в район поясницы, где они входят в полость тела и соединяются с почками и мочевым пузырем. Они отклоняются назад к крестцу и опускаются к внутренним сторонам бедер, и у колен соединяются с двумя другими ветвями *Канала мочевого пузыря.*

Две другие ветви опускаются вертикально вниз от задней поверхности шеи, вдоль кромок лопаток, параллельно внутренним каналам. Проходя через ягодицы, они отклоняются наружу и опускаются по задним сторонам ног. Здесь, у колен, они встречаются с внутренними ветвями и, объединившись, проходят вдоль нижних частей ног к наружным сторонам стоп, заканчиваясь у внешних сторон мизинцев. Здесь эти ветви соединяются с *Каналом почек.*

Меридиан мочевого пузыря

Перикард

Канал перикарда начинается в груди, рядом с сердцем. Он входит в околосердечную сумку (перикард), потом спускается вниз, проходя через диафрагму, в брюшную полость. Другие его ветви проходят внутри грудной клетки к соскам, изгибаются вверх и затем идут вниз по внутренним сторонам рук, к ладоням. Канал заканчивается у кончиков средних пальцев. Ветви канала появляются со стороны ладоней, чтобы соединиться с *Каналом тройного обогревателя,* который начинается у безымянных пальцев.

Меридиан перикарда

Почки

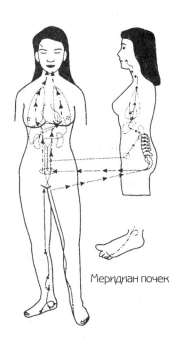

Меридиан почек

Канал почек начинается у нижних поверхностей мизинцев ног и проходит через подошвы ступней. Выйдя из подошв, ветви канала огибают выступающую таранную кость и поднимаются по внутренним сторонам ног и бедер к копчику. От копчика канал продолжается по позвоночнику и входит в почки. Из почек две ветви канала опускаются вниз, к мочевому пузырю, потом идут вверх, через печень и диафрагму, и входят в легкие. Заканчиваются ветви у корня языка. Кроме того, небольшое ответвление соединяется с сердцем и с *Каналом перикарда*.

Тройной обогреватель

Канал тройного обогревателя начинается у кончиков безымянных пальцев, проходит по тыльным сторонам кистей рук и поднимается вверх по наружным поверхностям рук до задней стороны плеч. Его ответвления обвивают плечи, доходя до надключичных ямок, где они соединяются и опять разделяются, проходя в грудную клетку: там они соединяются с перикардом, потом проходят через диафрагму и следуют к верхней, средней и нижней частям грудной полости.

Ответвления канала поднимаются из груди к надключичным ямкам и идут дальше через плечи и боковые поверхности шеи к ушам. По обеим сторонам шеи они разделяются, одна ветвь огибает ухо сзади, идет вверх к виску, потом вниз, по щеке, и заканчивается у внутреннего уголка глаза. Другая ветвь входит в ухо, выходит спереди уха и, пересекая наружный конец брови, соединяется с *Каналом желчного пузыря*.

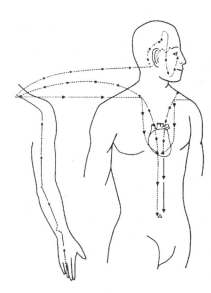

Меридиан тройного
обогревателя

Канал желчного пузыря

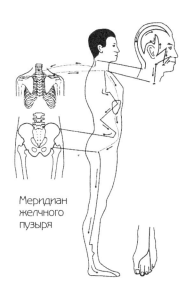

Меридиан
желчного
пузыря

Канал желчного пузыря начинается в наружных углах глазных щелей, проходит к ушам, вверх к углам лба и дальше назад вниз, к кончикам ушей. После этого его ветви огибают уши сзади, идут вверх по черепу до лба, потом возвращаются по черепу назад и спускаются до шеи. Дальше они пересекают плечи и в районе надключичных ямок соединяются с другими ветвями, которые идут вниз от подглазничных областей и щек.

Из области надключичных ямок одна ветвь опускается в грудную клетку и проходит через диафрагму, чтобы соединиться с печенью и желчным пузырем. Отсюда она проходит в низ брюшной полости, проходит неглубоко под поверхностью вдоль края лобковых волос, откуда идет к бедру. Другая ветвь спускается вниз вдоль боковой поверхности грудной клетки и свободных концов колеблющихся ребер к бедрам, где соединяется с другой ветвью. Канал опять разделяется и опускается вдоль боковых поверхностей бедер, колен, нижних частей ног, к внешней стороне кончиков безымянных пальцев ног. Кроме того, от него отходят ответвления к большим пальцам, где они соединяются с *Каналом печени*.

Печень

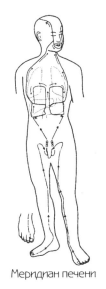

Меридиан печени

Канал печени начинается на тыльных поверхностях больших пальцев и поднимается по внутренним сторонам коленей и бедер до лобковой области. Обогнув гениталии, он проходит вверх через диафрагму и огибает грудную клетку. Потом его ветви поднимаются вдоль задней поверхности горла, пересекают щеки, чтобы соединиться с системой глаз. Отсюда они идут дальше вверх, выходя через лоб над бровями, и проходят через голову. От системы глаз ветвь отходит вниз, огибая внутренние поверхности верхней и нижней губы. Другая ветвь, поднимаясь от печени, проходит через диафрагму и легкие, чтобы соединиться с *Каналом легких*.

Другие книги
Мантэка Чиа
на русском языке

1. ЦИГУН
«Железная Рубашка»

Практикуемая некогда исключительно для внутреннего энергетического наполнения движений и форм в различных видах боевых искусств, практика цигун «Железная Рубашка» стала сегодня уникальным по эффективности средством укрепления внутренних органов, гармонизации человека с психоэнергетическим полем планеты и достижения единства тела, разума и Духа.

2. Трансформация стресса в жизненную энергию

С точки зрения даосизма, гармония и уравновешенность чрезвычайно важны для здоровья. Тело, ум и дух составляют единое целое. Поэтому китайская медицина обнаружила, что такие отрицательные эмоции, как злость, страх или жестокость, могут повредить какие-то органы и связанные с ними части тела и вызвать заболевание. Практика Внутренней Улыбки и Шести Исцеляющих Звуков, изложенная в этой книге, поможет сбалансировать эмоции и укрепить здоровье. Базовый курс *Микрокосмической Орбиты* также рассматривается в этой книге как часть ежедневной практики.

3. Дао — пробуждение света
(в двух томах)

Представляет собой основы психоэнергетического тренинга и полное, последовательное изложение даосских техник световой медитации, а также некоторые традиционные методики их применения в практике интегральной саморегуляции и целительства.

4. Ци Ней-цзан.
Массаж внутренних органов

Китайская медицина подчеркивает необходимость приведения в равновесие различных систем организма и общего укрепления тела, в результате чего выздоровление наступает само собой. Массаж внутренних органов является одним из средств, помогающих достичь такого равновесия.

5. Нейгун — искусство омоложения организма

Методика Омоложения Костного Мозга Нейгун — это даосское искусство внутреннего совершенствования человека. Благодаря использованию физических и умственных упражнений происходит не только омоложение костного мозга, но и улучшение кровообращения, укрепление внутренней жизненной силы. Это современный способ, обеспечивающий здоровье и долголетие; но практики, заложенные в его основу, берут начало в глубине веков — в Древнем Китае — и до недавнего времени относились к закрытым системам знаний.

6. Слияние
Пяти Стихий I

Книга содержит базовые и продвинутые даосские медитации, направленные на преобразование отрицательных эмоций, что при правильном исполнении должно приводить к моральному и этическому совершенству, без которого невозможно совершенство духовное и связанное с ним бессмертие. Излагаемые в книге древние китайские техники предстают во всем их блеске и неожиданно оказываются созвучными современности.

7. Ци-самомассаж.
Даосский путь омоложения

Даосские учителя всегда выглядят удивительно юными и здоровыми. Судя по их облику, активности и подвижности, они выглядят лет на двадцать-тридцать моложе. Один из способов сохранения такой жизнеспособности заключается в омоложении при помощи даосского самомассажа. В основе этой методики — использование энергии *Ци* для укрепления и омоложения органов чувств (глаз, ушей, носа, языка, зубов, кожного покрова) и внутренних органов. Техника даосского омолаживающего и оздоровляющего самомассажа до недавнего времени принадлежала к числу тайных знаний, которые Учитель передавал небольшой группке избранных учеников. Мастер Чиа впервые открывает ее для нас.

8. Внутренняя структура тайцзи: тайцзи-цигун I

В книге раскрывается самый интригующий аспект системы Исцеляющего Дао — искусство тайцзи. Здесь очень мало туманных рассуждений и очень много конкретной информации, огромное количество понятных инструкций и четких иллюстраций. И это первая книга, по которой действительно можно правильно изучить базовые движения тайцзи! Тайцзи-цигун I, стиль, созданный Мантэком Чиа на основе школы Ян, — это одновременно и медитация, и йога, и боевое искусство, и танец, и целительская техника, и способ подключения к фундаментальным энергиям Вселенной.

9. Сексуальные секреты, которые следует знать каждому мужчине

В книге изложена простая система физической и психологической подготовки, позволяющая мужчине любой возрастной категории повысить свою потенцию и улучшить здоровье. Для этого предлагается простая, доступная и эффективная техника сексуального кунфу. Женщинам, которые прочитают и поймут сущность этой техники, откроются секреты мужской сексуальности, известные лишь немногим мужчинам. Книга сочетает последние научные достижения с мудростью древних сексуальных традиций. Приведены подробные описания простых и эффективных упражнений.

10. Мантэк Чиа, Мэниван Чиа Совершенствование женской сексуальной энергии

Излагаемые в этой книге методы так называемого «Яичникового кунфу» позволяют женщине сохранить и приумножить свою сексуальную энергию и преобразовать ее в более совершенные формы, способные целительным образом воздействовать на все жизненно важные органы и железы тела. Предлагаемые здесь техники позволяют женщине сохранить и укрепить здоровье, стать привлекательнее не только для мужчин, но и для людей вообще, а также иметь сексуальные переживания, намного превосходящие обычный оргазм, которые могут превратить жизнь партнеров в непрерывный экстаз единения друг с другом и с Космосом.

11. Мантэк Чиа, Майкл Винн
Совершенствование мужской сексуальной энергии

Эта книга — о даосском парном совершенствовании, о том, будет ли работать на Западе даосское сексуальное кунфу, о том, почему божественная сила секса тысячелетиями держалась в секрете и почему эти секреты раскрываются в наше время, о пользе секса для здоровья, о биологических факторах женской сексуальности, которые должен знать каждый мужчина.

В ней предлагаются даосские практики, направленные на овладение и преобразование сексуальной энергии, сохранение семени, обмен энергиями *Инь* и *Ян*, исцеление импотенции и многое другое.

12. Эрик Юдлав
Дао и Древо Жизни

Эрик Юдлав — один из первых американских учеников Мантэка Чиа, сам ставший инструктором Исцеляющего Дао. Кроме того, он много лет изучал, практиковал и преподавал Каббалу, западную магию и шаманизм. Во всех этих традициях он достиг достаточно высокого уровня посвящения, чтобы найти в их учениях и практиках много сходного и написать об этом содержательную и авторитетную книгу. На этот труд его благословил сам Мастер Чиа. В книге подробно описываются важнейшие даосские практики, о которых Мантэк Чиа в своих собственных книгах пока что лишь вскользь упоминал: Слияние Пяти Стихий II и III, Просветление Кань и Ли, Исцеляющая Любовь — Бог и Богиня. Они относятся к категории «внутренней алхимии» и имеют весьма интересные параллели в каббалистических медитативных практиках.

13. Эрик Юдлав
Сто дней для здоровья и долголетия.
Руководство по даосской йоге и цигун

Вы хотите, занимаясь всего по двадцать минут в день, за несколько недель улучшить свое здоровье, омолодиться и познать новые измерения сексуальной жизни?

Эрик Юдлав, опытный инструктор даосской йоги, составил из нескольких аутентичных китайских систем (Ицзинь-цзин, Бадуаньцзинь, Даоинь, Нэй-дань, «Железная Рубашка», Сексуальное Гунфу и др.) первый в истории ПРАКТИЧЕСКИЙ КУРС ДЛЯ САМОСТОЯТЕЛЬНОЙ РАБОТЫ, в котором все буквально «расписано до мелочей».

Эти 14 еженедельных уроков с более чем 200 иллюстрациями позволят вам стать сильными, гибкими и выносливыми, вывести токсины из организма, наладить плавный ток *ци* по меридианам, улучшить память, концентрацию, зрение, освежить лицо и исправить осанку, овладеть даосскими сексуальными секретами.

Научно-популярное издание

Мантэк Чиа

ДО-ИН
Упражнения для восстановления здоровья
и достижения долголетия

Перевод
Н. Шпет

Редактура
И. Старых

Корректура
Т. Зенова, Е. Ладикова-Роева, Е. Введенская

Оригинал-макет
И. Петушков

Обложка
О. Куклина

Лицензия ЛР №064633 от 13.06.96

Подписано к печати 27.06.2000 г. Формат 70x100/16.
Бумага офсетная No1. Гарнитура "Миньон"
Усл.печ. лист. 19,50. Зак. 623
Цена договорная. Тираж 5000.

Издательство "София",
01135, Украина, Киев, пр. Победы, 12
ООО Издательство "София",
109172, Россия, Москва, Краснохолмская наб., 1/15, кв. 108

Отделы реализации:
в Киеве: (044) 269-69-67
в Москве: (095) 912-02-71

Магазин розничной продажи в Москве
ул. Большие Каменщики, д.4 (ст. м. Таганская-Радиальная),
тел. 912-17-64

Отпечатано с оригинал-макета
в Академической типографии «Наука» РАН
199034, Санкт-Петербург, 9 линия, 12